JINGU XIAOER TUINA TUJIE

津沽

小儿推拿

图解

主编 王金贵

天津出版传媒集团

天津科技翻译出版有限公司

图书在版编目（CIP）数据

津沽小儿推拿图解/王金贵主编 . — 天津：天津
科技翻译出版有限公司 , 2018.9
ISBN 978-7-5433-3828-9

Ⅰ . ①津… Ⅱ . ①王… Ⅲ . ①小儿疾病—推拿—图解
Ⅳ . ① R244.15-64

中国版本图书馆 CIP 数据核字 (2018) 第 079832 号

出　　　版：天津科技翻译出版有限公司
出 版 人：刘 庆
地　　　址：天津市南开区白堤路244号
邮政编码：300192
电　　　话：（022）87894896
传　　　真：（022）87895650
网　　　址：www.tsttpc.com
印　　　刷：北京博海升彩色印刷有限公司
发　　　行：全国新华书店
版本记录：710×1000　16开本　9印张　200千字
　　　　　2018年9月第1版　2018年9月第1次印刷
　　　　　定价:38.00元

编者名单

主　编　王金贵

副主编　赵　娜　李华南　骆雄飞

编　委　（以姓氏笔画为序）

马永利　包　安　刘书芹　刘斯文

刘新明　李桂华　杨铁军　吴秋君

张　玮　陈伟男　陈英英　高　爽

海兴华　蔡京华

秘　书　刘斯文

摄　影　海兴华

前言

随着当今科学技术的发展，人们的生活方式和对生活质量的需求也发生着改变，"治未病""回归自然"成为当前人们的主流意识。而小儿推拿疗法既不吃药也无痛苦，仅取掌、面、腹、背、足处推揉，欣欣然中解决孩子的病痛，实为"育婴妙法"。

津沽小儿推拿起源于以天津为中心的华北地区民间家传小儿推拿技能技法，由推拿大师胡秀章老先生奠基，隋卓琴先生传承，王金贵教授发展成型。一辈辈的津沽推拿人不断用自己的经验丰富着津沽小儿推拿，代代相传，各有发挥，形成了手法简单、取穴精炼、效如桴鼓的津沽小儿推拿流派。

本书是天津中医药大学第一附属医院津沽小儿推拿团队特别写给家长和儿推爱好者的。本书从津沽小儿推拿的核心手法、核心特定穴、脏腑推拿、皮部推按、常见病按摩治疗手法，以及日常保健按摩手法等方面进行了全面、详细的介绍，并配以彩图和视频分步演示手法操作过程。家长只需按图索骥，就可以在家中行动起来，用自己的双手，"手"卫孩子的健康。

第一章 ○ 津沽小儿推拿相关介绍 ················· **1**

第一节 ▶ 津沽小儿推拿流派传承与临床特色 ········· 2

第二节 ▶ 小儿推拿的作用 ················· 4

第三节 ▶ 小儿推拿注意事项 ················· 5

第二章 ○ 特定穴推拿 ················· **7**

第一节 ▶ 常用手法 ················· 8

第二节 ▶ 核心特定穴 ················· 11

第三节 ▶ 其他常用穴 ················· 28

第三章 ○ 脏腑推拿 ················· **45**

第一节 ▶ 脏腑推拿常用手法 ················· 46

第二节 ▶ 脏腑推拿常用经脉及穴位 ········· 51

第四章 ○ 皮部推按 ················· **55**

第一节 ▶ 皮部推按操作 ················· 56

第二节 ▶ 十二皮部 ················· 57

目录

第五章 小儿常见病推拿治疗 **65**

第一节 ▶ 肺系病证 66

第二节 ▶ 脾胃病证 86

第三节 ▶ 心系病证 111

第四节 ▶ 肾系病证 118

第六章 小儿保健手法治未病 **127**

第一节 ▶ 健脾推拿法 128

第二节 ▶ 益肺推拿法 129

第三节 ▶ 补肾推拿法 130

第四节 ▶ 增智推拿法 131

第五节 ▶ 安神推拿法 132

第六节 ▶ 明目推拿法 133

关键词索引 **135**

目录

5.1.1 ◆ 感冒 ································ 66

5.1.2 ◆ 鼻塞 ································ 69

5.1.3 ◆ 发热 ································ 72

5.1.4 ◆ 哮喘 ································ 77

5.1.5 ◆ 咳嗽 ································ 81

5.2.1 ◆ 呕吐 ································ 86

5.2.2 ◆ 厌食 ································ 92

5.2.3 ◆ 腹泻 ································ 97

5.2.4 ◆ 便秘 ································ 101

5.2.5 ◆ 腹痛 ································ 104

5.2.6 ◆ 湿疹 ································ 108

5.3.1 ◆ 夜啼 ································ 111

5.3.2 ◆ 汗证 ································ 115

5.4.1 ◆ 遗尿 ································ 118

5.4.2 ◆ 尿频 ································ 123

6.1 ◆ 健脾推拿法 ···················· 128

6.2 ◆ 益肺推拿法 ···················· 129

6.3 ◆ 补肾推拿法 ···················· 130

6.4 ◆ 增智推拿法 ···················· 131

6.5 ◆ 安神推拿法 ···················· 132

6.6 ◆ 明目推拿法 ···················· 133

视频目录

第一章

津沽小儿推拿
相关介绍

　　小儿推拿疗法随着明代"隆庆之变"罢黜"按摩科"而流落于民间，因此受地域限制缺乏交流而形成了很多的具有地域性的流派。津沽小儿推拿是发生、发展在以天津为中心的华北地区的小儿推拿，根源于中医传统理论，具有津沽一带独有的特色，因而称之为"津沽小儿推拿"。

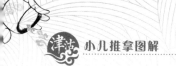

第一节 津沽小儿推拿流派传承与临床特色

　　天津自明筑城设卫，凭借水路便利，毗邻国都，日渐繁盛，因其名简称"津"；又为九河下梢，水路纵横，因而又称为"沽"，故有"津沽"之称。清末，天津成为洋务运动与北洋势力的主要基地，又被迫开放为租界，开始在政治舞台扮演重要角色，从而哺育了承载西洋与传统的天津多元文化。特殊的时代背景下使天津成为北京的"后花园"，各界精英云集天津，这些达官显贵都有自己的保健医，因此沽上名医荟萃，张锡纯、施今墨、陆观虎、赵寄凡等悉数在天津坐堂行医。作为小儿保健首选的小儿推拿也发展迅猛，以至于每家每户都会"两招"小儿推拿手法。

　　20世纪50年代初，在京、津、冀一批知名的中医专家，胸怀"弘扬中医，报效祖国，为天地立心，为生民立命"的坚定信念，聚集在渤海之滨的津城，扛起了振兴天津中医的鸿鹄使命，建成了天津历史上第一所具有现代意义的中医院——天津中医药大学第一附属医院（时名天津市中医联合门诊部），招揽各科中医名家进院坐诊，1958年由推拿大师胡秀章老先生成立推拿科。胡老先生积极发展小儿推拿，将古法腹部推拿融入小儿推拿中，萌芽了独具特色的"津沽小儿推拿"，并培养了隋卓琴等一批小儿推拿名家。王金贵教授师从于隋卓琴先生，又通过整理挖掘胡秀章老先生的手稿、藏书，总结出"核心特定穴"和"皮部推按"，并通过现代医学的方法加以验证，更加完善了津沽小儿推拿的内涵。

　　一辈辈的津沽推拿人不断用自己的经验丰富着津沽小儿推拿，代代相传、各有发挥，形成了津沽小儿推拿特色。

1. 纲举目张，核心用穴

"脏腑柔弱，易虚易实，易寒易热"是小儿发病的特点。其病情变化迅速，因此需要治疗方法起效迅速，以免耽误病情。津沽小儿推拿不提倡复杂、多变的大处方治疗模式，而是在明代周于藩的"推拿手法主治歌诀"基础之上，通过对古医文献的追溯挖掘，并结合现代科学技术，形成了极具特色的小儿"核心特定穴"治疗体系。临床上只要辨证准确，选用精炼的"核心特定穴"就能达到起效迅速的要求，减少孩子病痛。

2. 顾护中州，腹部推拿

津沽小儿推拿讲究顾护中州。中州就是脾胃，就是强调推拿调理脾胃。这一点与古代多位中医名家观点不谋而合。因为脾胃是气血生化之源，后天之本。然而小儿形气未充，脏腑薄弱，脾胃最容易损伤，从而导致小儿在吸收营养这个重要环节出现问题。津沽推拿名家胡秀章老先生创新性将成人腹部推拿巧妙应用于小儿疾病的治疗中，利用腹部推拿的不同手法，刺激小儿的有形之脏和无形之脏，充分调动脾胃动力，恢复脾胃气机的正常升降，这也是体现顾护中州这一特色理念。

3. 化繁为简，皮部推按

皮部推按是津沽小儿推拿另一大特色。皮部位于人体体表，是十二经脉循行于体表的相应区域，能够内通脏腑、外连经脉，可以反映相应脏腑的疾患，因此可用于治疗脏腑疾病。按揉小儿特定穴实际上也是作用于皮部。津沽小儿推拿通过经络辨证，以十二经脉皮部循经推拿为治疗手段，刺激走行于皮肤表面的经脉及穴位，达到调理脏腑、行气活血的作用。其理论虽朴素至简，但对于疑难杂症则手到病除。

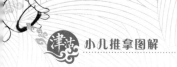
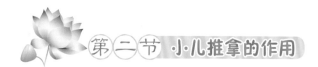

第二节 小儿推拿的作用

小儿推拿的作用可以概括为平衡阴阳、调和脏腑、疏通经络、行气活血、扶正祛邪。具体表现为以下几点。

1. 提高小儿机体各项功能

穴位与经络的治疗功能，已被现代临床医学所证实。穴位即为经络上的最重要点，通过刺激穴位，就可以起到调整经络气血、阴阳平衡的作用。正气自然充足，正气存内，则邪不可干，也就是抵抗力增强，得病的机会相应减少。大量的临床实践证明，小儿推拿确有增强免疫功能的作用，同时，还可以保证小儿气血充盈，饮食不偏，食欲旺盛，发育正常。

2. 缓解、解除小儿病痛

如果小儿有病，按摩小儿身体的某一部位，通过经络的联系，使其体内相应的脏腑产生相应的生理变化，从而达到治疗疾病的作用。小儿推拿治疗范围很广，可以对发热、感冒、咳嗽、哮喘、腹痛、腹泻、便秘、厌食、夜啼、遗尿等多种常见病有良好的治疗作用。

3. 未病先防，提高小儿对疾病的抵抗力

小儿推拿对小儿强身防病的功能，主要体现在两个方面。

（1）**未病先防**：通过推拿，使小儿气血调和、经络通畅、阴阳平衡、正气充足，因此可以起到不得病、少得病的功效。

（2）**防病传变**：小儿得病后病情变化较快，易发生危急状况，小儿推拿可以起到防止传变以及发生危急病证的作用。

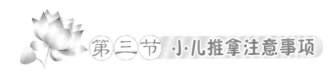

第三节 小儿推拿注意事项

小儿推拿主要适用于0~6岁的小儿。随着年龄的增长，手法的操作次数要相应的增加才能达到刺激量，如初生小儿每穴操作时间0.5~1分钟，3岁以上小儿每穴操作2~3分钟。

津沽小儿推拿通常先推上肢部穴位，再依次推头面、胸腹、下肢、腰背部穴位。小儿上肢穴位进行手法操作时，仅操作一侧上肢，左右均可，其他部位双侧均要进行操作。

应选择避风、避强光、安静的房间。室内要保持清洁卫生，温度适宜，保持空气流通。推拿后注意保暖避风寒，忌食生冷。

操作前操作者应洗手，而且不能佩戴戒指、手镯等影响推拿的饰物。指甲不宜过长，刚剪过的指甲，要用指甲锉锉平，保持指甲圆滑，以免损伤小儿肌肤。天气寒冷时，保证双手温暖，避免小儿因此着凉而加重病情。

应综合小儿年龄大小、病情轻重、体质强弱及手法的特性决定手法操作次数与时间，一般不超过20分钟，亦可根据病情灵活掌握。通常每日治疗1次，高热等急性病可每日治疗2次。

应配合介质进行推拿，如滑石粉、小儿爽身粉等，其目的是润滑皮肤，防止擦破皮肤，提高治疗效果。

儿童过饥过饱，均不利于推拿疗效的发挥，最佳的小儿推拿时间是饭后1小时。在小儿哭闹时，应先安抚小儿再进行推拿操作。推拿时应注意小儿体位，以使小儿舒适为宜，既能消除小儿恐惧感，又要便于操作。

另外，疾病辨证的准确性、穴位的精准性、手法的力度和频率、手法刺激的时间以及推拿后的调护，都是影响小儿推拿临床效果的关键因素。如果由于以上原因一部分家长操作后没有达到预想的效果，需寻求专科医生的指导。

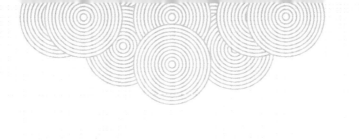

第二章

特定穴推拿

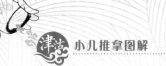
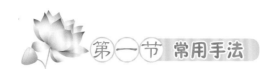
第一节 常用手法

津沽小儿推拿临床常用的是小儿推拿的六种基本手法：推、揉、拿、掐、捏、运等，其他手法都是这几种手法的组合或结合具体穴位的变通。本章主要介绍津沽小儿推拿基本手法。

1. 推法

推法是小儿推拿的最常用手法之一，根据操作方向、轨迹的不同，可分为直推法、分推法。

【操作】

①直推法：以拇指罗纹面或外侧缘为着力面，或者食、中两指伸直，以食、中两指罗纹面着力，沿直线推动。

②分推法：双手拇指罗纹面或其外侧缘，或双掌着力，作用于穴位或部位上，自穴位或部位的中间向两旁做直线推动，如"←·→"或"↙·↘"状。

【适用部位】直推法常用于头面部、上肢部、脊柱部；分推法常用于手腕部、面部、腹部。

【注意事项】推法在操作时，用力应适中，避免小儿皮肤破损。

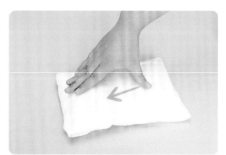
拇指直推法

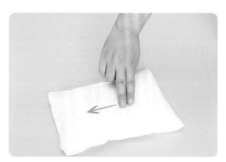
两指直推法

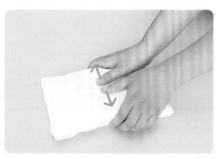
分推法

2. 揉法

揉法是小儿推拿的最常用手法之一，根据着力部位的不同，可分为指揉法和掌揉法，指揉法更为常用，本书仅介绍指揉法。

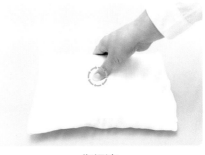

指揉法

【操作】

①以手指的指面着力，吸定于一定的治疗部位或穴位上。

②做轻柔和缓的顺时针或逆时针方向的环旋运动，并带动该处的皮下组织一起揉动。

【适用部位】适用于全身各部位或穴位。

【注意事项】揉法在操作时，着力部位不能与小儿皮肤发生摩擦，应"皮动肉也动"。

3. 拿法

拿法根据操作手法的不同，可分为三指拿法和五指拿法，三指拿法更为常用。

【操作】以拇指与食、中二指（三指拿法）或其余四指（五指拿法）相对用力，将治疗部位夹持、提起。

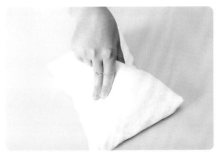

三指拿法

【适用部位】用于颈项、腹部、四肢等部位。

【注意事项】拿法在操作时，不能用指甲抠掐；需拿住皮下组织，不能仅夹持表皮。

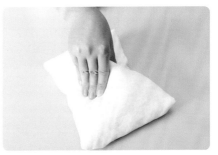

五指拿法

4. 掐法

掐法多于治疗结束时操作，且掐后多辅以揉法。

【操作】以拇指指甲垂直掐压穴位。

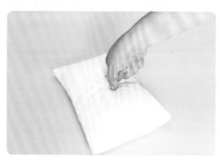

掐法

【适用部位】常用于点状穴位。

【注意事项】掐时应逐渐用力，急救时须重力掐按，应避免掐破皮肤。

5. 捏法

捏法特指捏脊法，根据着力部位的不同，可分为三指捏法和二指捏法。三指捏法因为操作更简单，适于家长操作，其作用力度轻于二指捏。

【操作】

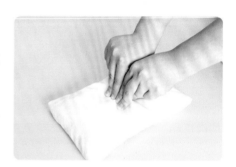

三指捏法

①用拇指和食、中指指面着力（三指捏）或拇指与屈曲的食指中节外侧面着力（二指捏）。

②将治疗部位皮肤夹持、提起，并向前捻搓，随即放松，一捏一放，沿直线反复施术。

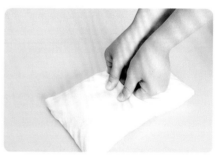

二指捏法

6. 运法

运法是因小儿特定穴位特性而产生的有别于成人推拿的特殊手法，类似于推法，但动作轨迹和施力大小有所不同。

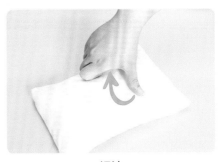

运法

【操作】以拇指或食、中指的罗纹面着力，着力部位紧贴小儿体表，在小儿体表一定的穴位或部位上做由此及彼的弧形或环形推动。

【适用部位】常用于头面部、手部。

【注意事项】运法在操作时，用力宜轻不宜重，不能带动皮下组织，需轻轻摩擦皮肤，即"皮动肉不动"。

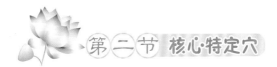

第二节 核心特定穴

小儿推拿穴位有相当部分穴位是小儿推拿学特有的，因此又称为小儿推拿特定穴。其不同于成人针灸推拿中的穴位，成人的穴位都是一个点，而小儿特定穴不仅有点状，还有线状和面状；其大多数分布在上肢部。这些穴位有其固定的操作手法，以手法配合穴位构成小儿推拿特定的操作名称，如"补脾经""顺运内八卦"等。

小儿推拿特定穴数量近百，而津沽小儿推拿核心特定穴是基于前人经验总结及文献的整理挖掘，通过现代临床科研方法加以验证后从众多小儿推拿特定穴中提取的核心穴位，仅十多个穴位，通过辨证运用能够达到良好的治疗效果。本章对津沽小儿推拿核心特定穴做以介绍。

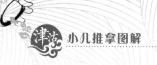

津沽特色：核心特定穴之"五经"

"五经"包括脾经、肝经、心经、肺经、肾经。推按"五经"可以调节相应的脏腑，用补法则补相应脏腑之虚弱，用清法则祛除相应脏腑之实邪。一般向心脏方向推为补，背离心脏方向推为清，但肾经的操作与之相反。

五经为津沽小儿推拿调节脏腑的核心特定穴。

1. 脾经

【**位置**】拇指桡侧缘（即外侧缘）。

【**操作**】补脾经：操作者一手将小儿拇指屈曲，另一手以拇指端循小儿拇指外侧缘指尖向指根方向直推。一般操作 1~3 分钟。

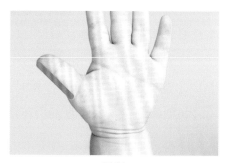

脾经

【**作用**】健脾胃、补气血，常用于脾胃虚弱、气血不足所致不欲饮食、形体消瘦、消化不良等虚证。

【**按语**】小儿脾胃薄弱，宜补不宜清。若体格健壮、邪气盛实者需用清法，则以清大肠、清胃经代之。

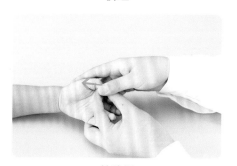

补脾经

2. 肝经

【**位置**】食指螺纹面。

【**操作**】清肝经：先以一手持小儿食指固定，另一手以拇指端着力在小儿食指螺纹面，向指尖方向推。一般操作 1~3 分钟。

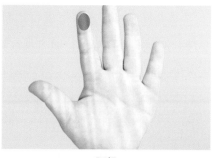

肝经

【作用】泻肝火，除烦闷，多用于发热、目赤肿痛、烦躁不安等实证。

【按语】肝经宜清不宜补，若补以补肾经代之。且往往在清肝经的同时兼用补肾经，"三清一补"，即清肝经与补肾经操作次数比例为3：1。

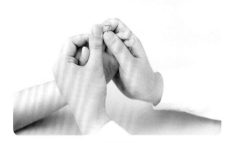

清肝经

3. 心经

【位置】中指螺纹面。

【操作】清心经：操作者一手持小儿中指以固定，另一手以拇指端着力在小儿中指螺纹面，向指尖方向推。一般操作1~3分钟。

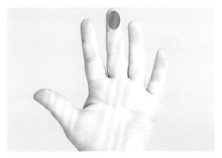

心经

【作用】清心火，多用于心火旺盛所致的烦躁不眠、夜惊、夜啼等症。

【按语】本穴宜用清法，不宜用补法，恐生心火。若气血不足而见胆怯不安、睡卧露睛等症需用补法时，以补脾经代之。

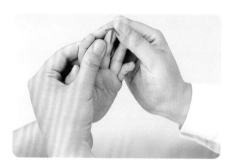

清心经

4. 肺经

【位置】无名指螺纹面。

【操作】

①补肺经：操作者一手持小儿无名指以固定，另一手以拇指端着力在小儿无名指螺纹面，向指根方向推。一般操作1~3分钟。

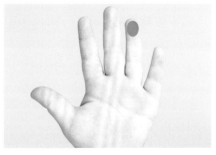

肺经

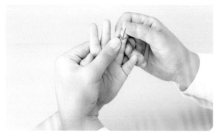

补肺经　　　　　　　　　　　　　清肺经

②清肺经：操作者一手持小儿无名指固定，另一手以拇指端着力在小儿无名指螺纹面，向指尖方向推。一般操作 1~3 分钟。

【作用】

①补肺经：补肺气，常用于咳嗽无力。

②清肺经：清肺热，多用于肺热喘咳。

【按语】肺经可补可清，补肺经亦可用于肺气虚所致遗尿、自汗、盗汗；清肺经可用于感受外邪引起的咳喘、发热等实证。肺经多清补同用，称为清补肺经，以次数多的手法为主要治疗，操作次数比例约为 3 ∶ 1。

5. 肾经

【位置】小指螺纹面。

【操作】补肾经：操作者一手持小儿无名指以固定，另一手以拇指端着力在小儿小指螺纹面，向指尖方向推。一般操作 1~3 分钟。

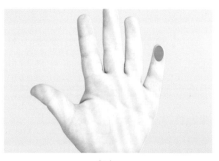

肾经

【作用】补肾壮阳，多用于先天不足所致病证，或久病体虚，久泻，遗尿等症。

【按语】肾经宜补不宜清，需用清法时多以清小肠代之。

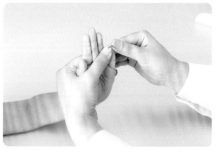

补肾经

"汗法"即通过发汗治疗疾病的方法。"其在表者，汗而发之"，说明了祛除在表的邪气多用"汗法"，因此临床多用于感冒、风疹等外感及皮肤病证。

二扇门、黄蜂入洞为津沽小儿推拿的汗法核心穴。

1. 二扇门

【位置】掌背中指根节两侧凹陷处。

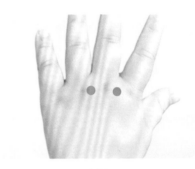

二扇门

【操作】掐揉二扇门：操作者两手四指托小儿手掌，令手掌向下，然后用两拇指甲掐之，掐后以拇指端揉之，掐3~5次，揉1~3分钟。

【作用】促进排汗，常用于伤风感冒、发热无汗等病证。

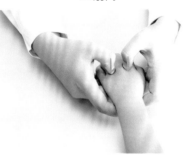

掐二扇门

【按语】二扇门为发汗要穴，因此多用于风邪侵犯肌表引发的病证，且此穴能"发脏腑之汗"，帮助体内排汗，有助于退热平喘，止抽搐，可用于高热神昏、咳嗽哮喘、惊风抽搐等症。须注意其发汗力猛，小儿脏腑娇嫩、形气未充，不可一味发汗，以免损伤正气。

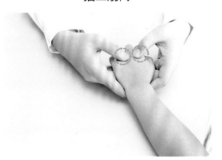

揉二扇门

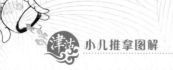

2. 黄蜂入洞

【位置】两鼻孔下。

【操作】黄蜂入洞：以一手轻扶小儿头部，使小儿头部相对固定，另一手食、中两指的指端着力，紧贴在小儿两鼻孔下缘处，做反复、不间断的上下揉动 20~50 次。

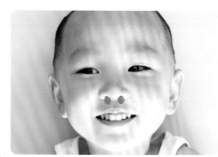

黄蜂入洞

【作用】促进排汗，宣通鼻窍。常用于治疗外感风寒、发热无汗、鼻塞流涕等病证。

【按语】本穴发汗力弱于二扇门，多用于治疗冬季感冒后鼻塞及慢性鼻炎、呼吸不畅。在治疗鼻炎时，须谨记本穴性大热，若鼻涕黄浊，则需配合清天河水、退六腑等寒性穴位治疗。

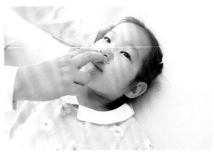

黄蜂入洞

津沽特色："下法"之核心特定穴

"下法"即通过通利大便、小便排出邪气治疗疾病的方法。"中满者泻之于内"说明了祛除在胃肠的邪气多用"下法"，因此临床多用于食积、痰湿、水饮、湿热等病证。

大肠、肚角为津沽小儿推拿的下法核心穴。

1. 大肠

【位置】食指外侧缘，自食指尖至虎口呈一直线。

【操作】清大肠：操作者一手持小儿食指以固定，另一手以拇指端由小儿虎口推向食指尖。另附，补大肠：沿食指指尖推向虎口。一般操作1~3分钟。

【作用】清大肠：清肠腑，除湿热，导积滞，常用于湿热、积食滞留肠道引发的腹痛、便秘、湿疹等证。而补大肠有涩肠止泻的作用，常用于虚寒腹泻等证。

【按语】须注意，清大肠为下法的代表，而补大肠作用相反，两者操作方向也相反。

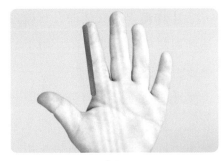

大肠

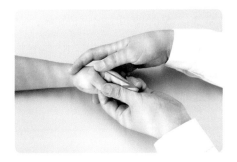

清大肠

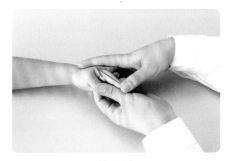

补大肠

2. 肚角

【位置】脐之两旁，肋骨直下。

【操作】拿肚角：小儿仰卧，操作者用拇、食、中指三指深拿，一般操作 3~5 次。

【作用】理气消滞，可梳理气机达到通便消积滞的作用，用于治疗各种原因引起的便秘、腹痛。

【按语】肚角为带脉与胆经的交会穴，拿肚角是津沽小儿推拿下法之代表，可引气导滞，为消食积、通大便的要法。拿法刺激强度较大，一般拿 3 ~ 5 次即可，不可多拿，时间不宜长。为了防止小儿哭闹影响治疗，拿肚角一般在诸手法完成后进行。

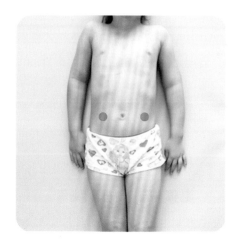

肚角

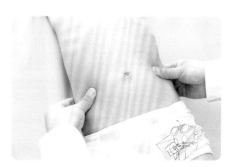

拿肚角

"和法"即通过调和气血、阴阳、脏腑治疗疾病的方法。"察阴阳所在而调之，以平为期"说明了人体阴阳调和的重要性。

手阴阳为津沽小儿推拿的和法核心穴。

1. 手阴阳

【位置】仰掌，掌后腕横纹。

【操作】分阴阳：操作者以两手四指托住小儿手背，用两拇指从腕横纹中心向两旁分推。一般操作 1~3 分钟。

【作用】逐寒退热，即平衡体内寒热，常用于寒热往来、汗证及夜啼等病证。

【按语】手阴阳是津沽小儿推拿之"和法"核心特定穴，具有平衡阴阳、调理寒热的作用。治疗寒热错杂时，常与推三关和退六腑合用或与内劳宫和外劳宫合用，以平调寒热。

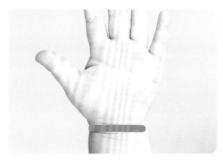

手阴阳

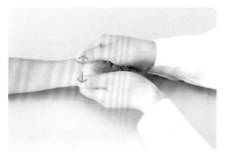

分阴阳

"温法"即通过给机体相应刺激以祛除寒邪或温补阳气而治疗疾病的方法。"寒者热之"说明了"温法"适用于寒性病证，如表寒证、里寒证、阳虚证等。

三关、一窝风、外劳宫为津沽小儿推拿的温法核心穴。

1.三关

【位置】前臂桡侧缘（即拇指侧），自腕横纹至肘横纹成一直线。

【操作】推三关：操作者一手握持小儿手部，另一手用食、中指面自腕横纹推向肘横纹。一般操作 1~3 分钟。

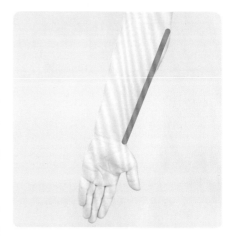

三关

【作用】温阳散寒，即通过改善人体温热功能，驱除体内及体表的寒冷之邪，常用于治疗头冷痛、畏寒肢冷等内寒证；亦用于治疗风寒引发的感冒、怕冷无汗等表寒证。

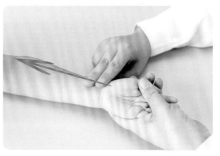

推三关

【按语】三关穴是治疗一切寒证的核心要穴，可配合其他具有温热性质的穴位达到更好的治疗效果。如治风寒鼻塞可配合黄蜂入洞；虚寒腹痛配合一窝风；若寒邪太过，可配合外劳宫加强温热作用。

2. 一窝风

【位置】在手背，腕横纹中点凹陷处。

【操作】掐揉一窝风：操作者用一手托小儿手，使小儿掌面向下，以另一手拇指或食指指甲掐之，继而揉。一般掐 3~5 次，揉 1~3 分钟。

【作用】温通经络，疏散寒邪，常用于治疗外感寒邪、饮食寒积所致的腹痛等症。

【按语】一窝风也是温法之代表，是治疗腹痛的要穴，多与推三关、拿肚角、揉外劳宫合用，祛除体内的寒邪，即温中散寒。

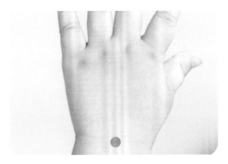

一窝风

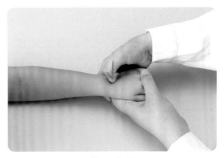

掐一窝风

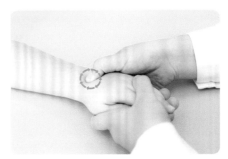

揉一窝风

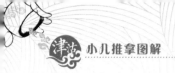

3. 外劳宫

【位置】在手背，与内劳宫相对，位于三、四掌骨间凹陷中。

【操作】掐揉外劳宫：操作者用一手固定小儿手，使小儿掌面向下，以另一手拇指或食指指甲掐之，继而揉。一般掐3~5次，揉1~3分钟。

【作用】疏散寒邪，常用于治疗外感风寒所致恶寒发热、鼻塞流涕等表寒证；亦可用于腹冷痛等内寒证。

【按语】外劳宫性温热，能疏散寒邪，外寒、内寒均可选用，本穴温热之性可以温补阳气以退热，其又具收敛之力，不至温散太过。

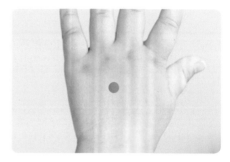

外劳宫

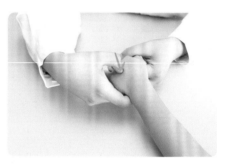

掐外劳宫

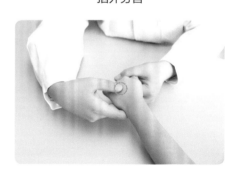

揉外劳宫

津沽特色："清法"之核心特定穴

"清法"即通过给机体寒凉刺激以祛除热邪而治疗疾病的方法。"温者清之""热者寒之"说明了"清法"适用于热性病证，如脏腑热盛、食积化热、虚热等。

六腑、天河水、内劳宫为津沽小儿推拿的清法核心穴。

1. 六腑

【位置】在前臂尺侧缘，自肘横纹至腕横纹成一直线。

【操作】退六腑：操作者以一手持小儿手（手心向上），食指在下托小儿前臂，再以另一手食、中二指自肘尖推至腕横纹尺侧头。一般操作3~5分钟。

【作用】通腑泻热，即通过通调腑脏，改善降温功能，祛除体内热邪，适用于一切实热证，如高热神昏、壮热烦渴等温热之邪入里以及脏腑郁热积滞病证。

【按语】本穴是清热之要穴，长于通腑泻热，常配清大肠治实热便秘、湿热泄泻。

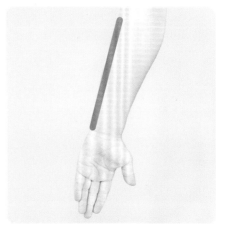

六腑

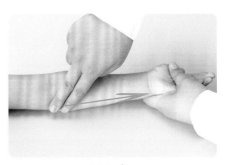

退六腑

2. 内劳宫

【位置】掌心中，屈指时中指端与无名指端之间中点。

【操作】揉内劳宫：操作者一手持小儿手部以固定，另一手以拇指端或中指端揉之。一般操作 1~3 分钟。

【作用】除烦，主要用于心火旺所致的烦躁、发热、夜啼等。

【按语】内劳宫穴性寒凉，一切实热证均可用，为清热除烦的效穴，而配合清心经可去心经之热，以治外感温病或风热感冒。

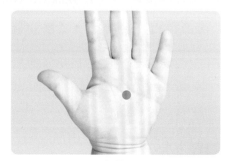

内劳宫

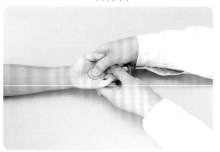

揉内劳宫

3. 天河水

【位置】在前臂正中，自腕横纹至肘窝呈一直线。

【操作】清天河水：操作者以左手持小儿手，使掌心向上，托小儿手臂，以右手食、中二指自腕横纹向上推至肘窝。一般操作 1~3 分钟。

【作用】清热，治疗各种热证，无论实热、虚热均适宜，常用于外感发热、潮热盗汗、五心烦热等。

【按语】清天河水作用较平和，清热而不伤阴，用于各种实热、虚热证，治疗一切热病，又有透热发散作用，故宜治疗外感热病。

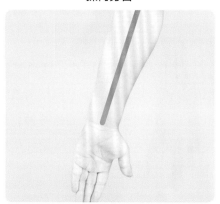

天河水

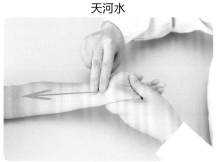

清天河水

津沽特色："消法"之核心特定穴

"消法"是治疗体内各种积聚的方法，所谓"结者散之"。消法即针对体内不应有的积聚使之消除或散开，适用于气滞、痰湿、食积、瘀血（小儿少见）等。消法与下法的适应证基本相同。

内八卦、四横纹为津沽小儿推拿的消法核心穴。

1. 内八卦

【位置】位于手掌面，以掌中心为圆心，以圆心至中指根横纹约2/3处为半径，画一圆圈，八卦穴即在此圆圈上（对应小天心者为坎，对应中指者为离，拇指侧离至坎半圆的中点为震，小指侧半圆的中点为兑）共八个方位即乾、坎、艮、震、巽、离、坤、兑。

【操作】顺运内八卦：操作者以一手握小儿四指，使掌心向上，同时拇指按住离宫，另一手食、中二指夹小儿拇指，以拇指自乾向坎至兑为一圈。另附，逆运内八卦：以拇指自兑向坤至乾为一圈。一般操作1~3分钟。

【作用】顺运内八卦：宽胸理气，常用于胸闷气喘、咳嗽。而逆运内八卦有降气平喘的作用，常用于呕吐、痰喘。

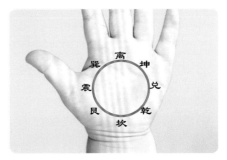

内八卦

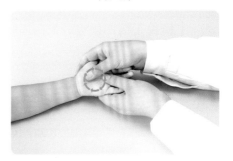

顺运内八卦

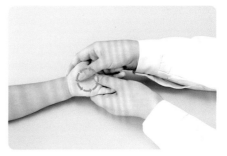

逆运内八卦

【按语】顺运内八卦是津沽小儿推拿"消法"核心特定穴。其顺运偏于理气，化痰消积，逆运偏于降逆。常与掐四横纹、清肺经、补肺经配伍操作，治疗咳嗽气喘、胸闷痰多；与推脾经、揉板门、揉中脘、揉腹合用，治疗呕吐、腹胀、泄泻等症。

2. 四横纹

【位置】掌面食、中、无名、小指近侧指间关节横纹处。

【操作】

①掐四横纹：掌面朝上，操作者一手固定小儿4指，另一手用拇指指甲逐个掐揉本穴，3～5次。

②推四横纹：用拇指螺纹面由食指横纹处推向小指横纹处。一般操作1～3分钟。

【作用】掐四横纹、推四横纹：退热除烦，消散食积，治疗发热、烦躁、厌食等。

【按语】本穴为治疳要穴，除掐、推四横纹外，可以三棱针点刺四横纹出血治疗疳积，称为扎四缝。

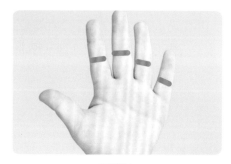

四横纹

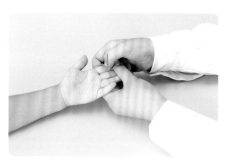

掐四横纹

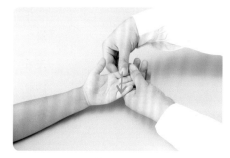

推四横纹

津沽特色："补法"之核心特定穴

　　"补法"是针对虚证的一类治疗方法，所谓"虚者补之"。补法可扶助人体正气，增强脏腑功能，适用于先天不足、后天不足等各种虚性病证。

　　除五经的补法外（如补脾经、补肾经、补肺经），二人上马也为津沽小儿推拿的补法核心穴。

1. 二人上马

【位置】手背第四、五掌指关节后，两掌骨间凹陷中。

【操作】揉二人上马：操作者以一手托住小儿手，使掌心向下，以另一手拇指揉之。一般揉1~3分钟。

【作用】补肾滋阴，常用于肾阴不足导致的虚热、哮喘、遗尿等证。

【按语】二人上马长于补肾养阴，专用补阴虚，"推三关"是专攻阳虚之核心穴，一阴一阳，阴阳共同调济，用于先天不足、后天失养、脏腑虚弱或功能低下等证，与补脾经、补肾经等补法配伍应用可补益脏腑、培补先天后天之本。

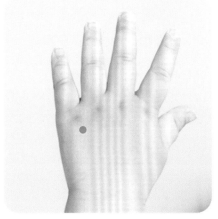

二人上马

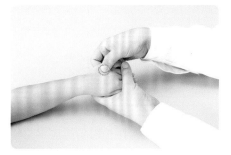

揉二人上马

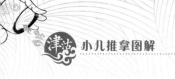
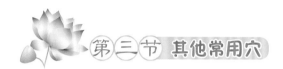

第三节 其他常用穴

一、上肢部

1. 小肠

【位置】小指尺侧缘（即外侧缘），自指尖至指根成一直线。

【操作】清小肠：操作者一手将小儿小指固定，另一手以拇指指端自小儿指根方向直推至指尖。一般操作 1~3 分钟。

【作用】清热利尿，常用于心火旺所致的夜啼、遗尿、尿频等。

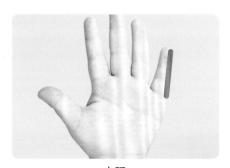

小肠

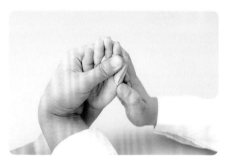

清小肠

2. 胃经

【位置】拇指掌面近掌端第一节或大鱼际外侧由掌根至拇指根成一直线。

【操作】

①补胃经：操作者一手持小儿拇指以固定，另一手以拇指端自小儿大鱼际外侧由指根直推至掌根。一般操作 1~3 分钟。

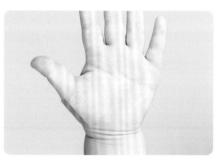

胃经

②清胃经：操作者一手持小儿拇指以固定，另一手以拇指端自小儿大鱼际外侧由掌根直推至指根。一般操作 1~3 分钟。

【作用】

①补胃经：促消化，常用于厌食、腹泻等。

②清胃经：清胃热，降胃气，多用于呕吐、恶心、食积等。

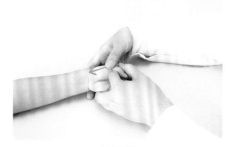

补胃经

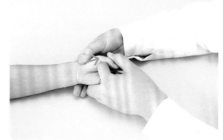

清胃经

3. 小天心

【位置】大、小鱼际交接处凹陷中。

【操作】揉小天心：小儿掌心向上，操作者左手固定其 4 指，另一手拇指或中指指腹揉此穴。一般操作 1~3 分钟。

【作用】镇惊安神，主要用于惊吓不安、夜寐不安、夜啼等。

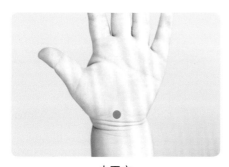

小天心

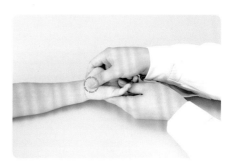

揉小天心

4. 五指节

【位置】掌背五指近侧指间关节。

【操作】掐五指节：操作者一手握住小儿手部，使其掌面向下，另一手拇指指甲依次掐五指近侧指间关节。一般掐 3~5 次。

【作用】镇惊安神，主要用于惊吓不安、夜啼等。

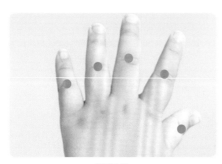
五指节

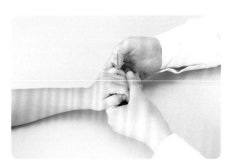
掐五指节

5. 板门

【位置】手掌大鱼际平面。

【操作】揉板门：操作者一手持小儿手部以固定，另一手拇指端揉其大鱼际平面。一般操作 1~3 分钟。

【作用】消食化积，常用于食积导致的发热、腹痛、厌食、呕吐等症。

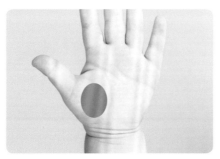
板门

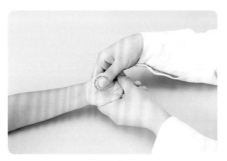
揉板门

6. 肾顶

【**位置**】小指顶端。

【**操作**】揉肾顶：操作者一手持小儿小指以固定，另一手中指或拇指端按揉该穴。一般操作 1~3 分钟。

【**作用**】止汗，常用于治疗自汗、盗汗或大汗淋漓不止等症。

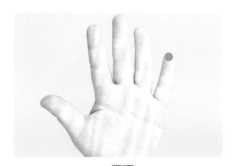

肾顶

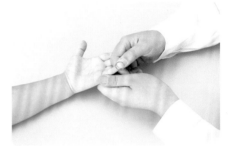

揉肾顶

7. 掌小横纹

【**位置**】小指尺侧（即外侧），指根与掌横纹间的横纹处。

【**操作**】揉掌小横纹：操作者一手持小儿手部以固定，另一手中指或拇指端按揉该穴。一般操作 1~3 分钟。

【**作用**】化痰，常用于治疗咳嗽、痰喘等症。

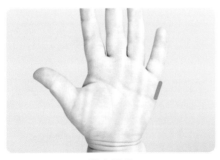

掌小横纹

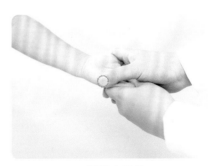

揉掌小横纹

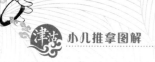

二、头面部

1. 百会

【位置】头顶中央，两耳尖直上正中处。

【操作】揉百会：操作者以一手托扶固定小儿头部，另一手以拇指或中指指端适当用力揉之。一般操作 1~3 分钟。

【作用】安神益智，升举阳气，常用于治疗小儿遗尿及保健益智。

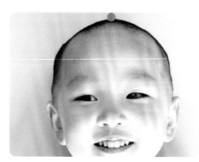
百会

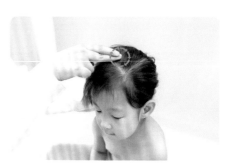
揉百会

2. 天门

【位置】两眉正中至前发际成一直线。

【操作】开天门：操作者以两拇指指端交替从两眉正中直推至前发际。一般操作 1~2 分钟。

【作用】祛散风邪，通利鼻窍，常用于因感受风邪引起的感冒发热、鼻塞等症。

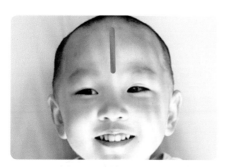
天门

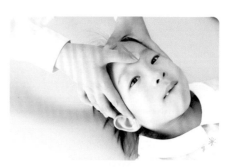
开天门

3. 坎宫

【位置】两眉毛，从眉头至眉梢一直线。

【操作】推坎宫：操作者以两拇指指端从眉心开始，沿两眉毛同时向两侧分推。一般操作 1 ~ 2 分钟。

【作用】疏散风邪，通鼻窍，止咳嗽，醒脑明目，常用于因感受风邪引起的感冒发热、鼻塞、咳嗽、目赤肿痛等症。

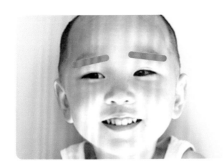

坎宫

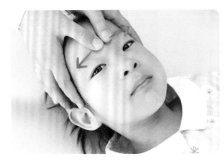

推坎宫

4. 太阳

【位置】眉梢后凹陷处。

【操作】揉太阳：操作者以两拇指或中指指腹置于该穴揉动。一般操作 1~2 分钟。

【作用】疏风解表，止咳，明目。常用于治疗因感受风邪引起的咳嗽、目赤肿痛等症。

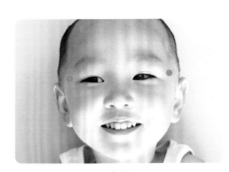

太阳

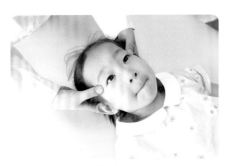

揉太阳

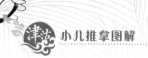

5. 迎香

【位置】鼻翼外缘中点，鼻唇沟中。

【操作】揉迎香：操作者以食、中二指或两中指指端置于该穴揉之。一般操作 1~2 分钟。

【作用】通鼻窍，常用于各种原因引起的鼻部不适症状，如鼻塞、流涕、喷嚏等。

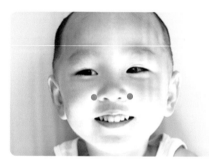

迎香

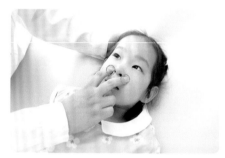

揉迎香

6. 四白

【位置】双目平视前方，瞳孔直下约 1 寸。

【操作】揉四白：操作者以两拇指置于该穴揉动。一般操作 1~2 分钟。

【作用】明目，常用于近视、弱视、斜视以及干眼症、畏光等。

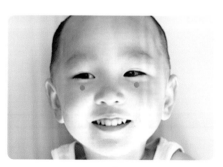

四白

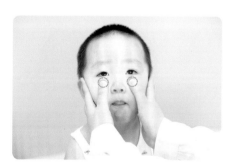

揉四白

三、躯干部

1. 风池

【位置】枕骨下，左右各一，两大筋间凹陷处。

【操作】拿风池：操作者一手轻扶小儿前额部，使小儿头部相对固定，另一手拇指与食指相对拿而揉之。一般操作 1~3 分钟。

【作用】祛散风寒、发汗解表，常用于感受风邪所致的湿疹、鼻塞、发热等。

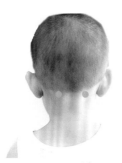 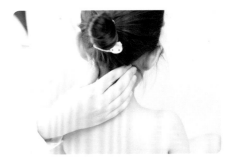

风池　　　　　　　　　　　　　　拿风池

2. 天柱骨

【位置】颈部，颈后发际正中至大椎穴（颈项部脊柱最突出的骨性突起即为大椎穴）的一直线。

【操作】推天柱骨：操作者一手轻扶小儿头部，使小儿头部相对固定，另一手食、中二指并拢，用指腹自上向下直推。一般操作 1～3 分钟。

【作用】止呕，常用于呕吐、恶心等症。

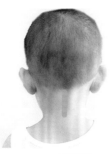 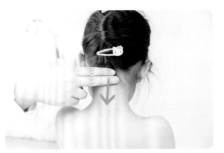

天柱骨　　　　　　　　　　　　　推天柱骨

3. 肩井

【位置】肩上，大椎与肩峰端连线的中点，肩部筋肉处（简便取穴：即乳头正上方与肩线交接处）。

【操作】拿肩井：小儿取坐位，操作者以拇指与食、中二指对称用力提拿本穴，3~5次。

【作用】发汗，疏解肌表，常用于风寒感冒。

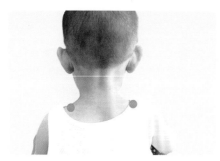
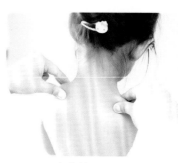

肩井   拿肩井

4. 脊

【位置】后背正中，整个脊柱。

【操作】

①捏脊：操作者以捏法自下而上捏之。

②推脊：操作者以食、中二指指腹自上直推而下。

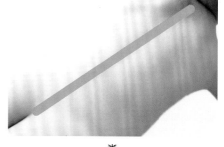

脊

捏脊一般捏3~5遍。推脊一般操作1~3分钟。

【作用】

①捏脊：调和气血，调整脏腑功能，常用于先后天不足引起的一些慢性病证，如腹泻、呕吐、厌食、感冒发热、尿频、喘咳等。

②推脊：清热，常用于小儿感冒发热。

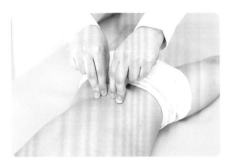

捏脊

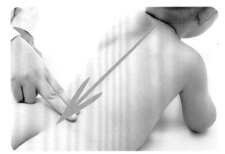

推脊

5. 肺俞

【位置】背部，第三胸椎棘突旁
开 1.5 寸（简便取穴：找到颈项部脊柱
最突出的骨性突起，即第 7 颈椎棘突。
向下沿此棘突逐个触摸至第 3 个棘突
下，脊柱左右两边约一指宽即为此穴）。

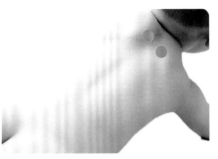

肺俞

【操作】揉肺俞：操作者以食、
中二指端或两拇指端按揉。推肺俞：又
称分推肩胛骨，操作者用两拇指端分别
自肺俞在肩胛骨内缘由上向下做分推运
动。一般操作 1~3 分钟。

【作用】补益肺气，常用于久咳
不愈、咳嗽气喘、汗证、遗尿等。

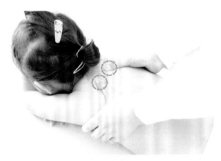

揉肺俞

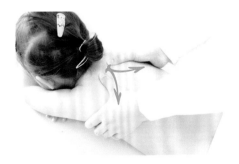

推肺俞

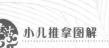
6. 肾俞

【位置】腰背部，第2腰椎棘突下旁开1.5寸（简便取穴：与肚脐同一水平面，脊柱左右两边约一指宽）。

【操作】揉肾俞：操作者以食、中二指端或两拇指端在该穴按揉。一般操作1~3分钟。

【作用】补益肾气，滋阴壮阳，常用于肾虚遗尿等。

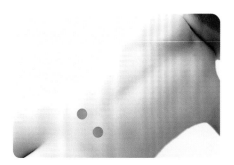

肾俞

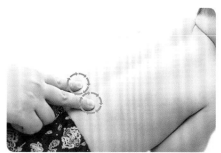

揉肾俞

7. 七节骨

【位置】腰部，第4腰椎至尾椎的一直线。

【操作】推上七节骨：操作者以拇指桡侧面或食、中二指腹自下向上推之。推下七节骨：与推上七节骨相反，自上而下推之。一般操作1~3分钟。

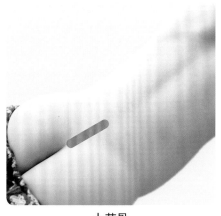

七节骨

【作用】推上七节骨：止泻。常用于阳气不足、脾虚湿热引起的腹泻、久痢等症。推下七节骨：通便。常用于便秘、伤食等症。

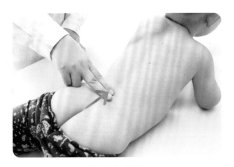

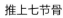

推上七节骨   推下七节骨

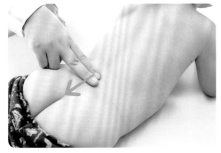

8. 龟尾

【位置】尾椎骨末端。

【操作】揉龟尾：用拇指或中指指腹揉之。一般操作 1~3 分钟。

【作用】止泻、通便，常用于各种腹泻、便秘等。

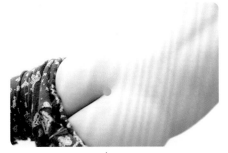

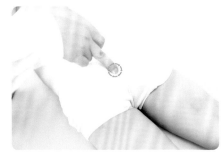

龟尾   揉龟尾

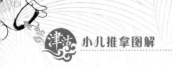
9. 膻中

【位置】胸骨正中，两乳头连线中点。

【操作】揉膻中：操作者以中指或食指指腹置于穴位上按揉。推膻中：又称开胸，操作者以两拇指自穴中向两旁分推至乳头。一般揉 1~2 分钟，推 100 次。

【作用】宽胸理气，止咳化痰，治疗胸闷、咳嗽、痰喘等症。

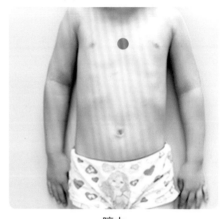

膻中

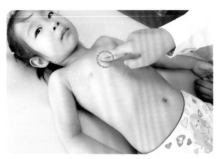

揉膻中

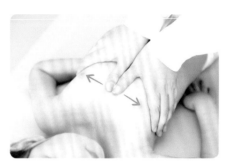

推膻中

10. 乳根

【位置】乳下 0.2 寸。

【操作】揉乳根：操作者双手四指扶于小儿两胁部，再以双手拇指置于穴位上按揉。一般操作 1~2 分钟。

【作用】通肺气，止咳喘，化痰湿，常用于痰多导致的咳嗽、痰鸣等症。

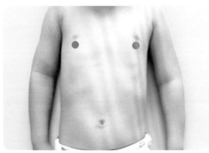

乳根

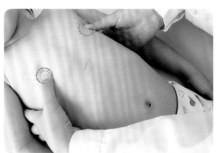

揉乳根

11. 乳旁

【位置】乳外旁开 0.2 寸。

【操作】揉乳旁：操作者双手四指扶于小儿两胁部，再以双手拇指置于穴位上按揉。一般操作 1~2 分钟。临床上常与乳根同时运用，双手食、中二指指端分别对准乳根、乳旁两穴，称之揉乳根乳旁。

【作用】宽胸理气，止咳化痰，常用于咳嗽、喉间痰鸣等症。

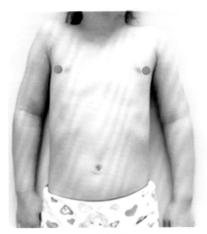

乳旁

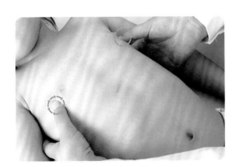

揉乳旁

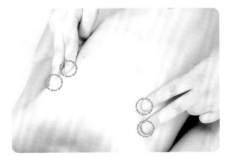

揉乳根乳旁

12. 腹阴阳

【位置】在两胁下之软肉处。

【操作】分腹阴阳：小儿取仰卧位，操作者沿小儿肋弓角边缘向两旁分推，边推边从上至下移动，直到脐平面。一般操作 1~2 分钟。

【作用】助脾胃运化，理气消食，常用于小儿伤食腹泻、呕吐、食积腹胀等消化功能紊乱病证。

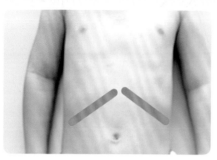

腹阴阳   分腹阴阳

13. 天枢

【位置】肚脐旁开 2 寸，左右各一。

【操作】揉天枢：小儿取仰卧位，操作者双手四指扶于小儿腹部，再以双手拇指置于穴位上按揉。一般操作 1~2 分钟。

【作用】助脾胃运化，理气消积滞，常用于治疗积滞、便秘等。

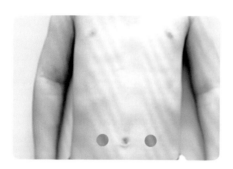

天枢   揉天枢

四、下肢部

1. 足三里

【位置】外膝眼下 3 寸，胫骨外侧约 1 横指（简便取穴：外膝眼下小儿四横指水平处，胫骨外 1 横指）。

【操作】揉足三里：操作者以拇指端按揉该穴，亦可两手同时按揉两侧该穴。一般操作 1~3 分钟。

【作用】益气健脾胃，助脾胃运化，常用于气虚引起的发热、咳喘、呕吐、腹泻、腹痛、食欲不振、大便无力等。

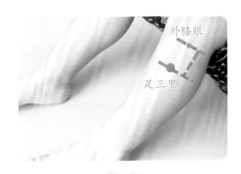

足三里

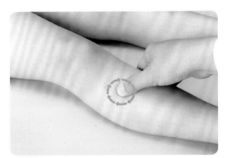

揉足三里

2. 丰隆

【位置】外踝上 8 寸，胫骨前缘外 1.5 寸，胫腓骨之间（简便取穴：外膝眼至外踝尖连线中点，胫骨外两横指）。

【操作】揉丰隆：操作者以拇指端按揉该穴，亦可两手同时按揉两侧该穴。一般操作 1~3 分钟。

【作用】化痰，常用于痰多导致的哮喘、咳嗽等症。

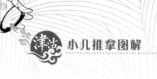
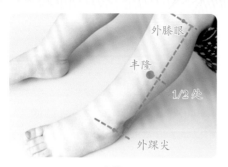

丰隆

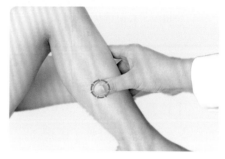

揉丰隆

3. 涌泉

【位置】屈趾，足掌心前正中凹陷处。

【操作】揉涌泉：操作者以拇指端按揉该穴，亦可两手同时按揉两侧该穴。一般操作 1~3 分钟。

【作用】滋阴，常用于阴虚导致的发热、尿频等症。

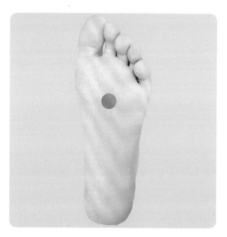

涌泉

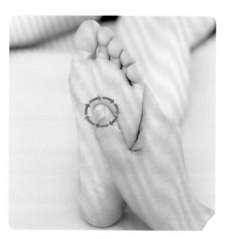

揉涌泉

第三章

脏腑推拿

早在三千年前，殷墟甲骨文就有关于腹部推拿的记载。"津沽脏腑推拿"作为"中华中医药学会首批中医特色诊疗技术""天津市非物质文化遗产"，具有其独特的理论体系和突出的临床疗效。

在津沽小儿推拿临证中，多采用小儿特定穴推拿与脏腑推拿相结合，两者相得益彰，取得了良好的治疗效果。小儿随着年龄增长特定穴作用逐渐减弱，一般情况下4岁后经络趋于完善。脏腑推拿在临床应用过程中，通过对冲脉、任脉、带脉等经脉及其循行于腹部段穴位的操作，激发经脉的经气，最终实现对于周身气血的调节。

在本书第五章"小儿常见病推拿治疗"和第六章"小儿保健手法治未病"中均涉及脏腑推拿内容。但脏腑推拿手法操作需一定的功力和技巧，初学者一般难以掌握。本章仅对小儿脏腑推拿涉及的手法、经络和穴位做以简单介绍，以供读者了解津沽小儿推拿全貌。

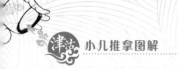

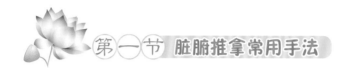

第一节　脏腑推拿常用手法

1. 层按法

【基本操作】

小儿仰卧位，操作者位于其左侧，以左手大鱼际附着于腹部，左手拇指偏桡侧的掌指关节吸定在腹部特定部位或穴位上，右手小鱼际处着力在左手拇指掌指关节背部按压，随小儿呼吸徐徐下降或者上升，做不同力度、不同深浅层次的按压。

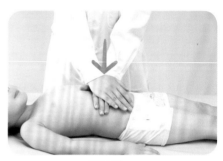

层按法

【操作要点】

层按法施术于小儿腹部中线区域或特定的任脉穴位，按压深度分为五层，按压层次以手下间接感觉到腹主动脉搏动的强弱为参照标准。按压至第一层时刚刚感觉到腹主动脉搏动，此时力量最小；再稍微加力按压至第二层，手下感觉搏动较为明显；第三层手下搏动感最明显；第四层为重按，搏动减弱，仅有微弱搏动，小儿很少触及；第五层，按压力量最大，手下搏动感消失，小儿不到此层。

操作者双手的按压频率一定要随小儿呼吸而徐徐下降或徐徐上抬，直至手法深透到所需层次。保持此按压层次，询问稍大的小儿是否出现双下肢有酸、麻、胀等感觉后，按而留之，达到一定时间。通过按压层次变化可以产生不同补泻效果，针对小儿疾患，常施用提法与散法。

提法即补法，由微重转轻（即开始按至 2～3 层而后提至 1～2 层），保持 1～2 分钟，询问稍大的小儿是否有双下肢酸、热、麻、胀等感觉后结束手法。

散法即轻泻法，开始按速较快，重按轻提（即按至 3 ~ 4 层之间），保持 1 ~ 2 分钟，询问稍大的小儿是否有双下肢酸、凉、麻、胀等感觉后结束手法。

需要注意的是，施术前应先诊察小儿有无呼吸困难、感冒、咳嗽气喘等症状，腹部有无胀满及压痛，腹腔有无肿块，肝脾是否肿大等情况。有上述情况者不宜施术，以防出现结气等不良反应。

【津沽特色】

层按法主要是作用在伏冲之脉和任脉位于腹部的穴位。津沽小儿推拿根据疾病证型不同，施用于不同受术部位及按压层次，随证补泻。层按法作用于胸腹部腧穴，通过调理全身气血运行，促进气血生成输布，补虚泻实。小儿疾患中阳虚、气虚证候多应用层按提法，常用于乏力、腹痛等病证；层按散法多应用于实性证候，如治疗食积厌食的实证时可施散法轻泻以理气和胃。

2. 旋揉法

【基本操作】

小儿仰卧位，操作者位于其左侧，单手（左或右）掌指关节、指间关节屈曲，虚掌握拳扣于小儿腹部特定部位，以腕关节婉转回旋带动发力，单手掌（左或右）沿大鱼际、掌根部、小鱼际、小指、无名指、中指、食指远端指间关节、拇指桡侧的顺序做环转

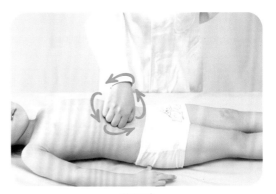

旋揉法

交替施力按压循环揉动（右手掌为逆时针方向，左手掌为顺时针方向），频率为每分钟 15 ~ 30 次，在腹部可顺时针或逆时针移动。

【操作要点】

手法在固定部位或穴位时，没有顺逆补泻，只有运用在全腹移动时，才会有顺逆方向要求及补泻的作用。我们在初学此式时，需记住"稳、圆、连、慢"这四字要领，即手势要稳、姿势圆滑、果断连续、动作要慢，其中以"慢"最为重要。

【津沽特色】

旋揉法主要作用部位是腹部，脐周为主，以小儿腹部出现温热感为佳，取"温者通之"之理，可与层按法相配合运用。在小儿疾患临证中旋揉腹部顺逆补泻为治疗便秘、腹泻的基本操作，有双向调节作用，助于涩肠止泻或通便。旋揉重在理气，既能调补五脏之虚，又能泻六腑之实，在调理气血方面较其他手法有着明显优势，凡气虚不运类虚证或气滞不通类实证皆可用此法，常用于厌食、夜啼、尿频等。

3. 摩腹法

【基本操作】

操作者右手掌指关节、指间关节平直，置于小儿腹部特定部位，食指、中指、无名指掌面接触皮肤，在围绕受术部位做小幅度旋转摩擦，依施术部位需要摩动范围逐步扩大，一直扩展至整个腹部，频率为 10 ~ 20 圈 / 分。

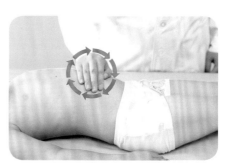

摩腹法

【操作要点】

摩腹法操作时只在体表轻缓摩动，不带动皮下组织运动，以"皮动肉不动"为准，手法轻柔流畅、较为灵活。操作时顺逆时针皆可，并无严格的补泻，故不必拘泥于摩动方向。

【津沽特色】

津沽小儿推拿的摩腹法，作为一种调和类手法，较其他手法平和。手法施用于腹部，可调动丹田阳气，促进气血运行，有助于胃肠功能恢复，常用于腹痛等脾胃疾患。亦可用于气虚所致鼻塞、遗尿、尿频等肺肾系病证，通过调和腹部气血，使小儿经气得疏，正气得复。

4. 运腹法

【基本操作】

右手食、中、无名、小指掌面和掌根部呈拱手状，扣放于特定部位或穴位上，先以掌根部着力，腕关节略背伸，上臂主动用力，在受术部位所在水平面做弧形推送；继以食、中、无名及小指四指掌面着力，腕关节略屈曲，前臂主动用力，在受术部位所在水平面做弧形回带，如此反复操作。频率为每分钟15～20次。

【操作要点】

运腹法动作频率较慢，推送与回带旨在带动腹部组织来回运动，交替过程中腕关节要灵活伸屈。在实证治疗时宜以重推送轻回带、频率上稍急、深度较深、大幅度、力度重为主；在虚证治疗时宜以轻推送重回带、频率上缓而不急、深度轻浅、小幅度、小力度为主。

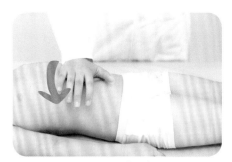

运腹法（一）

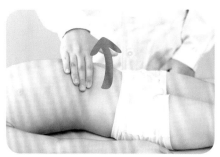

运腹法（二）

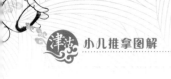
【津沽特色】

运腹法主要施术于小儿腹部神阙穴水平线以及建里穴水平线。神阙穴是肚脐正中位置，建里穴在神阙穴上方三寸正中线上（后文中有介绍），沿此两穴横向垂直正中线即神阙–肓俞–天枢–大横穴连线以及建里–石关–关门–腹哀穴连线进行操作。这两条线涵盖了任脉、肾经、胃经、脾经乃至肝胆经循行区域，所运之穴也均为上述经脉的腧穴。掌运神阙一线和建里一线，可以激发经气运行，对小儿气滞即气的瘀滞运行不畅以及升降出入的逆乱有调节作用，理顺气的运转枢纽，调动周身气血，使气血运达四肢，达到健运脾胃的作用，常用于治疗厌食、便秘等小儿实证。

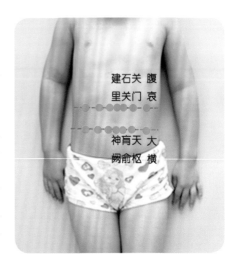

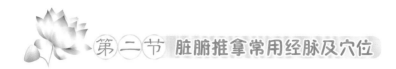

第二节 脏腑推拿常用经脉及穴位

1. 冲脉

冲脉为奇经八脉之一，有"十二经脉之海"和"五脏六腑之海"之称，与周身气血输布密切相关。津沽小儿推拿施层按法于冲脉，可达到调气行血、润养诸经的功效。

【腹部循行】

冲脉起于下腹内（胞宫），下出于会阴，其后行分支在腹部深部，沿脊柱内上行，亦称伏冲之脉，是津沽小儿推拿层按法的主要作用部位。

【津沽特色】

冲脉具有沟通十二经脉气血的作用，上行至头，下行至足，纵贯全身，分布广泛，运用小儿腹部推拿治病时，通过手法可调动冲脉的气血走向。津沽小儿推拿以层按法作用于伏冲之脉来调节全身气血，推动气血充养五脏六腑，调节十二经脉气血虚实顺逆，使脏腑之间相互协调，经脉得到气的温煦和血的濡润，以维系正常的精神意识活动，以及脏腑经络、四肢九窍的生理功能。

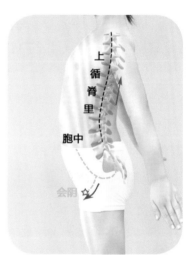

伏冲之脉

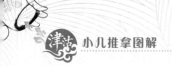
2. 任脉

任脉为奇经八脉之一，有"阴脉之海"之
称，具有调节阴经气血的作用。津沽小儿推拿
施层按、旋揉、摩腹、运腹手法于任脉，可达
到行气养血的功效。

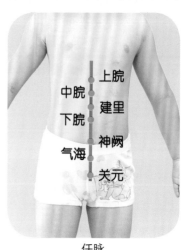

任脉

【腹部循行】

任脉在腹部循行自耻骨联合沿正中线向上。

【重点穴位】

小儿尚未发育完全，腹部取穴定位时需结
合同身寸与骨度分寸法，两乳头之间视为 8 寸，
胸剑联合至脐中 (神阙) 视为 8 寸，脐中至耻骨联合上缘视为 5 寸。其他穴位
定位亦遵循此原则。

上脘：位于上腹部，脐上 5 寸

中脘：位于上腹部，脐上 4 寸

建里：位于上腹部，脐上 3 寸

下脘：位于上腹部，脐上 2 寸

关元：位于下腹部，脐下 3 寸

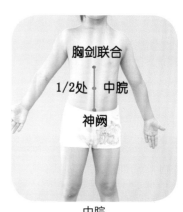

中脘

【津沽特色】

任脉与一身气血有着密切联系，与冲脉同起于胞宫，层按法不仅作用于
伏冲之脉，亦同时作用于任脉之穴，对小儿身体虚实调控起着重要作用。津沽
小儿推拿秉承津沽脏腑推拿"三脘定三焦"理论，而三焦是中医藏象学说中一
个特有的名词，人体的脏腑器官均在其中，是上焦、中焦和下焦的合称。横膈
以上内脏器官为上焦，包括心、肺；横膈以下至脐内脏器官为中焦，包括脾、
胃、肝、胆等内脏；脐以下内脏器官为下焦，包括肾、大肠、小肠、膀胱。任

脉的上、中、下三脘穴可分别对应并作用于中医理论中的上、中、下三焦。通过小儿脏腑推拿手法施术于任脉上的三脘穴，从而调节气血，干预三焦气化功能。上脘穴可调理上中焦气血的运行；中脘穴为胃之募穴，可消积化滞、补益中气；下脘穴可温补肾气。关元穴可温阳通脉。

津沽小儿推拿亦强调手法对有形脏腑与无形脏腑的调节，穴位的解剖定位通常在食管、胃、大小肠的交接处，而手法可以通过对有形脏腑的调节来恢复其生理功能。

基于经脉所过、主治所及的原则，层按、旋揉、摩腹、运腹等手法施于任脉及其上穴位能够调节胃气盛衰乃至周身气血，以治疗脾胃疾患见长，如消化不良、腹泻、腹痛等，同时也可用于治疗汗证、夜啼、遗尿等肺心肾系疾病。

3. 带脉

带脉为奇经八脉之一，总束诸脉，是人体唯一横行的经脉。津沽小儿推拿施手法于带脉，可达到约束诸经、协调冲任的功效。

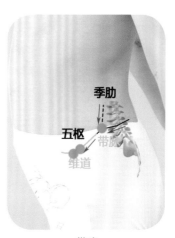

带脉

【腹部循行】

带脉起于两侧肋下，围身一周，循行在两侧腹股沟处，如束带状，调节带脉时可以刺激到足少阳胆经上的带脉、五枢、维道穴（此三穴为带脉与足少阳胆经交会穴）。

【津沽特色】

带脉具有约束纵行诸经气血流动的作用，可协调冲任奇经间的平衡。津沽小儿推拿手法施于带脉以达到调和阴阳、疏经通络的功效。小儿4岁后经脉逐渐完善，常以拿带脉穴代替拿肚角。此手法可加强气血运行，从而达到调和肠胃、散结消痞的功效，多用于治疗小儿腹痛等疾患。

第四章

皮部推按

皮部是将人体体表皮肤按中医十二经脉及其所属络脉的循行分布而划分的十二个区域，称为十二皮部，是人体经络系统的重要组成部分。中医经典古籍《内经》中曰："皮者，脉之部也。邪客于皮则腠理开，开则邪入客于络脉，络脉满则注于经脉，经脉满则入舍于腑脏也。"说的是，外邪多由皮部传向身体内部的脏腑，指出了皮部作为人体的最外层，有保护机体、抵御外邪侵袭的作用。同时皮部又是十二经脉之气散布的部位，与机体内脏腑相关联，能够反映相应脏腑的疾患，可用于治疗脏腑疾病。

皮部推按是津沽小儿推拿另一大特色。十二经脉以线状分布，而十二皮部是以片状或条状分布的，适于推拿手法治疗。皮部推按即循着经络走向施以推法，并针对特定穴位，进行重点点按。家长朋友不知确切穴位，可以仅推经而不按穴。津沽小儿推拿通过脏腑经络辨证，以十二皮部循经推按为治疗手段，精准治疗，达到调理脏腑、防病治病的作用。其理论朴素至简，对于疑难杂症手到病除，将其简化后尤其适于家长朋友在家操作。现将简化的操作介绍如下。

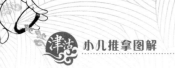
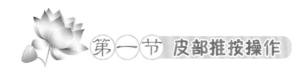
第一节 皮部推按操作

【基本操作】

视推按皮部的宽窄而定，以拇指的螺纹面或整个拇指掌面或拇指掌面联合大鱼际及食指掌面着力，吸附在小儿体表特定皮部皮肤区域上，沿经脉走行，做单方向线性推动。

【操作要点】

用拇指着力在体表做皮部推按时，拇指伸直，余四指略外展，腕关节伸直，以肘部小幅度屈伸带动拇指推动，用力均匀，节律整齐。

（1）上肢皮部操作

小儿取仰卧位或坐位，操作者以一手持小儿手，使掌心向上或向下，托小儿手臂，以另一手拇指螺纹面或掌面着力在体表皮部推动。

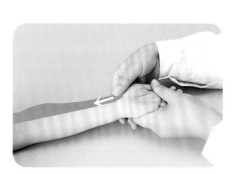

上肢皮部推按

（2）下肢皮部操作

小儿取仰卧位，操作者以一手拇指螺纹面或拇指掌面着力在体表皮部推动。

（3）躯干皮部操作

小儿取仰卧位或俯卧位，操作者以双手拇指掌面或整个拇指掌面或拇指掌面联合大鱼际及食指掌面同时着力于腹

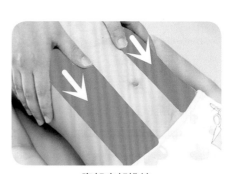

腹部皮部推按

部或背部两侧对称皮部区域推动。

【津沽特色】

津沽小儿推拿的皮部推按，主要作用在十二经脉皮部，以达调整脏腑功能的功效。推按胃经多用于治疗小儿呕吐辅以降逆止呕；而推按肾经则多用于治疗遗尿、尿频等肾系疾病；小儿肝气犯胃时可推按肝经以理气和胃。皮部推按在操作过程中，刺激到经络循行部位及相应重点穴位，有助于调和经脉气血，促进气血入脏腑，从而改善各脏腑功能。

若不针对具体疾患，仅作为小儿保健，可十二皮部均轻推刺激。首先同时以手掌推上肢部手三阴、手三阳，其次同时推下肢足三阴、足三阳，再针对胸腹部、后背部的皮部循行进行刺激，类似于抚触疗法，可以达到促生长、助睡眠、增强免疫力的作用。

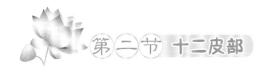

第二节 十二皮部

中医之精髓在于辨证论治。辨证论治是指导中医临床诊治疾病的基本法则。八纲辨证是小儿推拿治疗的总纲纪，而脏腑经络辨证是皮部推按的基础。

脏腑经络辨证，简单来说就是将患者的临床表现进行分析综合，以判断该病属何脏何经的一种辨证方法。明确了所属经，就可以针对该经皮部进行干预治疗。小儿身体按十二经络循行在体表的分布，划分为十二部分，即为十二皮部，其在体表形成条状或片状形式。下面就将十二皮部分布和应用总结如下。

1. 手太阴肺经皮部

【循行分布】

对称分布于胸前、上肢内侧上缘、拇指及食指掌面，即手太阴肺经及其络脉循行周围皮肤。

【津沽特色】

手太阴肺经，主治有关"肺"方面所发生的病证：咳嗽，气急，喘息，心烦，胸闷。津沽小儿推拿手法施于手太阴肺经皮部以达到调整呼吸系统的功效。

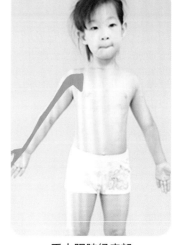

手太阴肺经皮部

2. 手阳明大肠经皮部

【循行分布】

对称分布于拇指及食指背面、上肢外侧上缘、肩、颈部，即手阳明大肠经及其络脉循行周围皮肤。

【津沽特色】

手阳明大肠经，主治有关"肠"方面所发生的病证。大肠有传导食物糟粕的作用。津沽小儿推拿手法施于手阳明大肠经皮部主要用以治疗胃肠传导功能失常疾患。

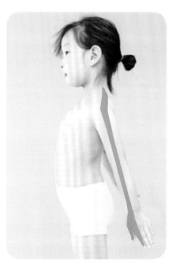

手阳明大肠经皮部

3. 足阳明胃经皮部

【循行分布】

对称分布于头面部、胸部、腹部、下肢的前外侧面及足背面，即足阳明胃经及其络脉循行周围皮肤。

【津沽特色】

足阳明胃经，主治有关"胃"方面所发生的病证。胃为水谷食物所蓄部位，受纳和腐熟水谷食物，维持体内运化正常。津沽小儿推拿手法施于足阳明胃经皮部以达到降气和胃、消食导滞、促进食欲的功效。

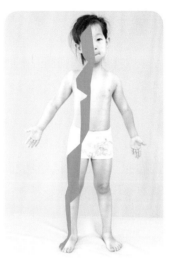

足阳明胃经皮部

4. 足太阴脾经皮部

【循行分布】

对称分布于足大趾背面、下肢的内侧面、胸腹部，即足太阴脾经及其络脉循行周围皮肤。

【津沽特色】

足太阴脾经，主治有关"脾胃"方面所发生的病证。脾主运化，为后天之本，对于维持小儿消化功能和气血运化起着重要作用。津沽小儿推拿认为，手法施于足太阴脾经皮部能够帮助调动周身气血，使气血通达四肢，运转平和，无论虚实各证均可用之。

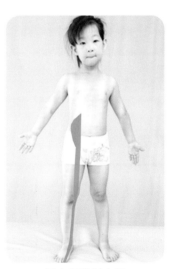

足太阴脾经皮部

5. 手少阴心经皮部

【循行分布】

对称分布于腋下、上肢内侧后缘、小指掌面，即手少阴心经及其络脉循行周围皮肤。

【津沽特色】

手少阴心经，主治有关"心"方面所发生的病证。心具有主宰神志的作用。津沽小儿推拿手法施于手少阴心经皮部以达到安心神、清心火的功效。

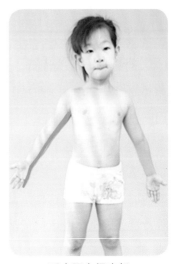

手少阴心经皮部

6. 手太阳小肠经皮部

【循行分布】

对称分布于小指背面、上肢外侧后缘、肩后及肩胛部，即手太阳小肠经及其络脉循行周围皮肤。

【津沽特色】

手太阳小肠经，主治有关"液"方面所发生的病证。小肠具有"泌别清浊"的作用，即小肠将经过胃消化的食糜，分为清（包括营养物质和水分）和浊（即为残渣）两部分，吸"清"，把"浊"下送大肠，因此小肠工作异常则大小便异常。津沽小儿推拿手法施于手太阳小肠经皮部以达到清利小便的功效。

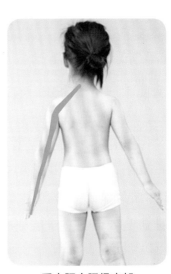

手太阳小肠经皮部

7. 足太阳膀胱经皮部

【循行分布】

对称分布于下肢后侧、腰背部、颈部后侧、头部，即足太阳膀胱经及其络脉循行周围皮肤。

【津沽特色】

足太阳膀胱经，主治有关"脏腑"方面所发生的病证。五脏六腑均有背腧穴位于背部膀胱经，可以用来调整脏腑疾患。津沽小儿推拿施术于足太阳膀胱经皮部以达到调整脏腑功能的作用。

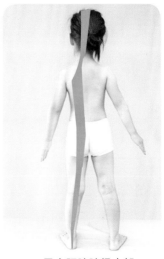

足太阳膀胱经皮部

8. 足少阴肾经皮部

【循行分布】

对称分布于足大趾内侧、下肢内侧、胸腹部，即足少阴肾经及其络脉循行周围皮肤。

【津沽特色】

足少阴肾经，主治有关"生长"方面所发生的病证。肾为先天之本，人体精气所在。津沽小儿推拿认为，调节足少阴肾经经气的运行可对精气输布功能产生影响，从而治疗小儿疾患。足少阴肾经与冲脉之间的联系十分紧密。冲脉在体表腹部走行交会于足少阴肾经穴位，循肾经皮部推按可加强调畅气血的作用，使肾气输布于周身，维持水液代谢平衡，促进生长发育，常用于治疗遗尿、发育迟缓等肾系疾病。

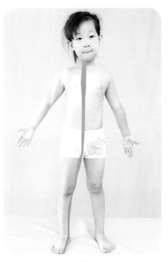

足少阴肾经皮部

9. 手厥阴心包经皮部

【循行分布】

对称分布于第二和第三掌指掌面、上肢内侧、胸部，即手厥阴心包经及其络脉循行周围皮肤。

【津沽特色】

手厥阴心包经，主治有关"心"方面所发生的病证。心包有保护心脏的作用，若有外邪，心包当先受病。津沽小儿推拿认为，调节手厥阴心包经可清心火、除烦热，从而治疗小儿热病，尤其是高热所致的神昏、癫狂等疾患。

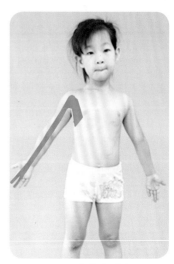

手厥阴心包经皮部

10. 手少阳三焦经皮部

【循行分布】

对称分布于第二和第三掌指背面、上肢外侧、侧头部，即手少阳三焦经及其络脉循行周围皮肤。

【津沽特色】

手少阳三焦经，主治有关"气""液"方面所发生的病证。三焦"主持诸气"，是人体诸气上下运行的道路，三焦又能"运行水液"，是全身水液上下输布的通道。津沽小儿推拿认为，调节手少阳三焦经可调节气的运行和水液代谢，从而治疗小儿腹胀、水肿等证。

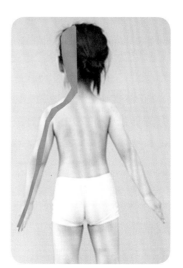

手少阳三焦经皮部

11. 足少阳胆经皮部

【循行分布】

对称分布于下肢外侧、胸腹、侧头部，即足少阳胆经及其络脉循行周围皮肤。

【津沽特色】

足少阳胆经，主治有关"肝胆"方面所发生的病证。胆可调理气机。津沽小儿推拿认为，循着足少阳胆经皮部施以推法可以促进气的正常运行，达到调和气血、利胆镇惊等功效，常用于治疗腹痛、惊恐等证。

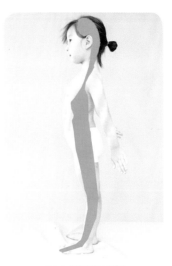

足少阳胆经皮部

12. 足厥阴肝经皮部

【循行分布】

对称分布于足大趾背面、下肢内侧及胸腹部，即足厥阴肝经及其络脉循行周围皮肤。

【津沽特色】

足厥阴肝经，主治有关"情志""疏泄"方面所发生的病证。肝统管气机升降，有调畅情志、促进血液和津液运行输布的作用。津沽小儿推拿施手法于足厥阴肝经皮部，使肝气疏通畅达，以疏肝解郁、行气和血，常用于治疗肝气不舒所导致的病证，如因情志不爽所致腹痛、厌食等。

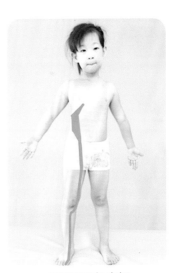

足厥阴肝经皮部

第五章

小儿常见病推拿治疗

　　津沽小儿推拿通过特定手法刺激小儿特定部位，激发小儿自身抗病痊愈能力，起到扶正祛邪、防病治病的目的。其手法简单易行、操作简单、效果明显，适合家长学习、操作。中医讲究对症下药，小儿推拿也是如此，"病知寒热虚实，推合重症能生"。为了让家长朋友更准确地辨证，本章用橘色显示临床表现的关键点，以便于大家按图索骥进行正确的治疗。

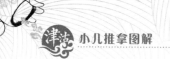

整体操作包括基础操作和分型操作。以感冒为例，我们需先辨明孩子属于哪种证型的感冒，是风寒、风热还是暑湿，如果是风寒感冒，需以感冒的"基础操作"（清肺经，开天门，推坎宫，拿风池），加上风寒感冒"分型操作"（加揉二扇门，拿肩井）进行治疗。

基础操作 ➕ 分型操作 ＝ 整体操作

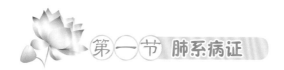
第一节 肺系病证

1. 感冒

感冒，是感受风寒，或风热，或暑湿而引起的一种常见的外感疾病，以发热、鼻塞、流涕、喷嚏、咳嗽为主要临床特征。一年四季均可发病，以冬春季节及气候骤变时较多。

【临床表现】小儿感冒发生的原因，以感受风邪为主，但因为常常兼杂寒、热、暑湿，临床表现也有所差别。

(1). 风寒感冒

怕冷，无汗，流清涕，咽不痛，舌苔薄白。

(2). 风热感冒

发热重，怕风，有汗，流浊涕，咽痛，舌苔薄黄。

(3). 暑湿感冒

多因夏季受凉所致，身重困倦，食欲不振，无汗或少汗，口渴心烦。

【基础操作】

清肺经 1~3 分钟、开天门 1~2 分钟、推坎宫 1~2 分钟、拿风池 1~3 分钟

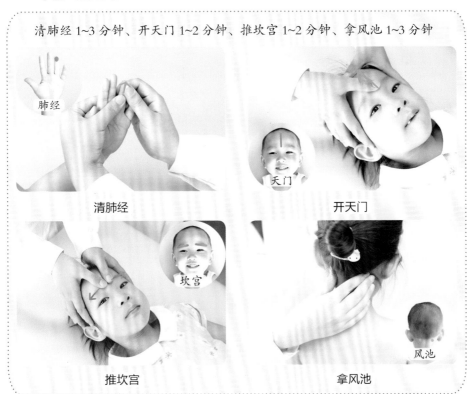

肺经

清肺经

天门

开天门

坎宫

推坎宫

风池

拿风池

【分型操作】

(1)·风寒感冒

加掐揉二扇门 1~3 分钟、拿肩井 3~5 次

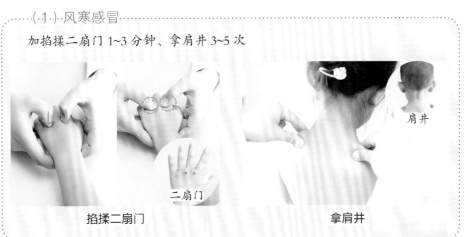

二扇门

掐揉二扇门

肩井

拿肩井

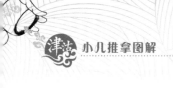
(·2·)·风热感冒

加退六腑 3~4 分钟、推脊 1~3 分钟

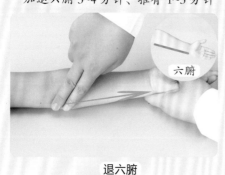

退六腑

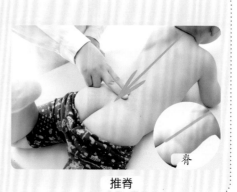

推脊

(·3·)·暑湿感冒

加清天河水 1~3 分钟、补脾经 1~3 分钟、清大肠 1~3 分钟

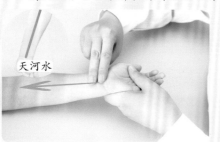

清天河水

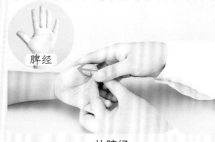

补脾经

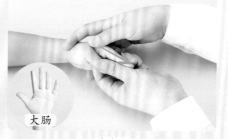

清大肠

专家提示

孩子感冒期间，饮食须清淡、易消化，室内空间须空气流通，时刻关注病情变化。若发高热，立即就诊，因为许多急性传染病早期可能表现为类似感冒的症状。

2. 鼻塞

小儿鼻腔发育不完善，受风邪、雾霾、粉尘、花粉、毛发等侵袭时，易引发鼻塞、流涕等临床症状。长期鼻塞不通、流涕不止，可能诱发鼻窦炎、咽炎、中耳炎等疾病，长期鼻塞不通还会影响小儿记忆力、智力和面容。

【临床表现】以长期鼻塞不通且全身症状轻为主要临床特征。因发病原因不同，临床表现也有所差别。

(1) 风邪犯表

鼻塞病程短，恶风，*流涕，喷嚏*。

(2) 痰湿阻窍

鼻塞重，鼻音重，鼻涕浓稠，*或伴咳嗽、气喘、痰鸣*。

(3) 气阴两虚

鼻塞病程长，或反复发作，神疲，易感冒，胆怯，口干，心烦。

【基础操作】

清补肺经1~3分钟、揉迎香1~2分钟、皮部推按（足阳明胃经面部段）1~2分钟

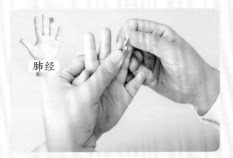

清补肺经

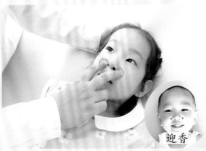

揉迎香

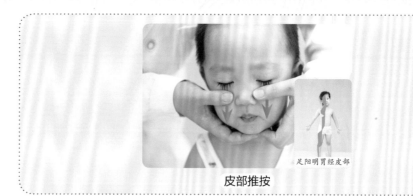

皮部推按

【分型操作】

(.1.) 风邪犯表

基础方中清补肺经以清为主，加黄蜂入洞 20~50 次、拿风池 1~3 分钟

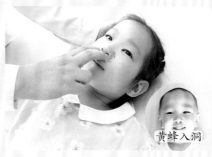

黄蜂入洞

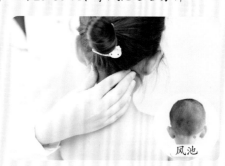

拿风池

(.2.) 痰湿阻窍

基础方中清补肺经以清为主，加顺运内八卦 1~3 分钟、补脾经 1~3 分钟

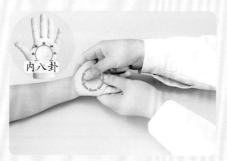

顺运内八卦

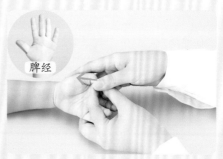

补脾经

(.3.).气阴两虚

基础方中清补肺经以补为主，加揉二人上马 1~3 分钟、摩关元 1~3 分钟

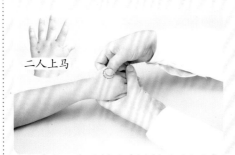

二人上马

揉二人上马

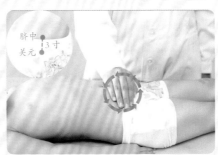

摩关元

专家提示

　　加强身体锻炼，可让小儿自我按摩迎香穴，如遇粉尘、雾霾等污染天气应戴口罩，空调、暖气环境下注意开窗通风，保证空气湿度。

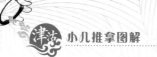

3. 发热

发热，是一种常见的小儿疾病，多指小儿体温异常升高。正常情况下，小儿的正常体温受性别、年龄、昼夜及季节变化、饮食、气温等因素影响而在一定范围波动。一般小儿的正常体温范围为：肛温 36.5℃~37.5℃，口温 36.2℃~37.2℃，腋温 35.9℃~37.0℃。当体温超过 37.5℃时，需要考虑诊断发热。

【临床表现】小儿发热的原因，多以外感之邪为主，但阴虚发热、食积发热、气虚发热等也较常见，临床表现有所差别。

(1) 外感发热

①风寒感冒

发热轻，怕风寒，无汗，鼻塞，流清涕，舌苔薄白。

②风热感冒

发热重，微出汗，口干，鼻流黄涕，舌苔薄黄。

(2) 内伤发热

①阴虚发热

低热，午后或夜间发热重，手足心热，睡卧汗出，体瘦唇干，饮食减少。

②食积发热

发热，口气酸腐，大便秘结，手心及腹部热，不欲饮食，夜卧不宁。

③气虚发热

低热，活动后汗多，言语声音低微，不爱说话，食欲不振，形体消瘦。

【基础操作】

清天河水 1~3 分钟、退六腑 3~4 分钟

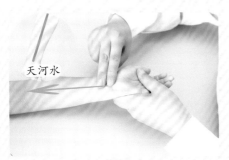

天河水

清天河水

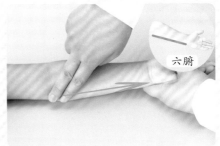

六腑

退六腑

(..1..)外感发热

①风寒感冒

加掐揉二扇门 1~3 分钟、清肺经 1~3 分钟、拿风池 1~3 分钟

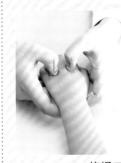

二扇门

掐揉二扇门

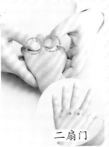

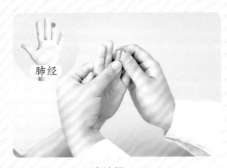

肺经

清肺经

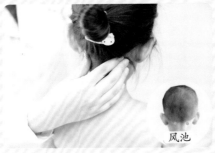

风池

拿风池

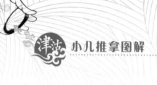
②风热感冒

加清肺经 1~3 分钟、拿风池 1~3 分钟、推脊 1~3 分钟

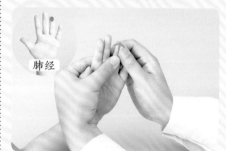

清肺经

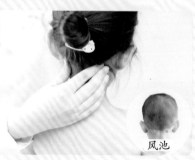

拿风池

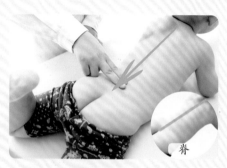

推脊

(.2.) 内伤发热

①阴虚发热

加揉二人上马 1~3 分钟、补肾经 1~3 分钟、揉涌泉 1~3 分钟

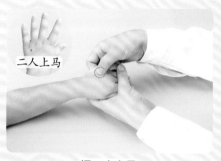

揉二人上马   补肾经

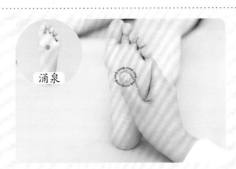

揉涌泉

②食积发热

加清大肠 1~3 分钟、揉板门 1~3 分钟、分腹阴阳 1~2 分钟、层按（散法）中脘 3~5 分钟

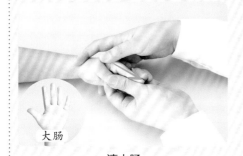

清大肠

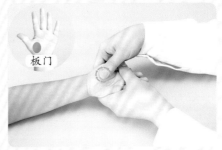

揉板门

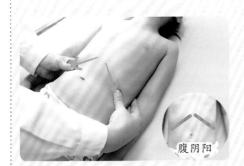

分腹阴阳

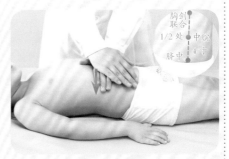

层按中脘

③气虚发热

加补脾经 1~3 分钟、揉足三里 1~3 分钟、层按（提法）中脘 3~5 分钟

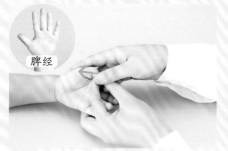

补脾经

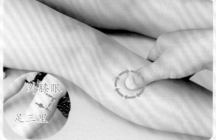

揉足三里

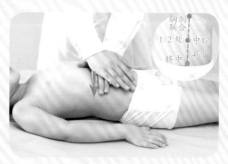

层按中脘

专家提示

患儿发热期间，要多饮水或新鲜果汁，饮食宜清淡。小儿发热发病急，变化快，如经手法治疗高热并未缓解，应及时送医院治疗。

4. 哮喘

哮喘，是小儿肺系常见疾病，是一种反复发作的哮鸣气喘疾病。以发作时喘息急促，喉间可闻及痰鸣音，呼吸延长，严重时可见张口抬肩、难以平卧等。常在清晨或夜间发作或加重。本病在冬季或气候变化时易于发作。

【临床表现】小儿哮喘发生的原因主要是，脏腑功能失调导致宿痰停聚于肺，痰湿或痰热伏于小儿肺内而成哮喘的宿根，多与肺脾肾三脏有关。其病机多为本虚标实，一般急性发作期以邪实为主，宜配合药物治疗；缓解期以正虚为主，可单独运用小儿推拿。其临床表现如下。

(1) 发作期

①寒喘

呼吸急促，咳嗽气喘，喉间痰鸣音，痰色稀白或带沫，鼻及咽喉发痒，呼吸不畅，面色苍白，怕冷无汗，大便稀溏，小便清长。

②热喘

哮喘声音较大，咽喉中似吼声，咳出的痰色黄稠，面红发热，胸胁满闷，小儿烦躁，渴喜冷饮，大便干结，小便短赤，舌苔黄。

(2) 缓解期

①阳气不足

形体浮肿，咳嗽痰多，咳声无力，气短乏力，反复感冒，易自汗，怕冷，食少纳呆，大便稀溏。

②肺肾阴虚

形体消瘦，两面颊微红，时时干咳，手足心热，小便黄，大便干。

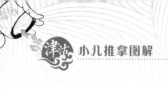
【基础操作】

清补肺经 1~3 分钟、顺运内八卦 1~3 分钟、推揉膻中 1~3 分钟、推揉肺俞 1~3 分钟

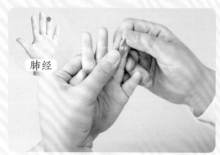

清补肺经　　　　　　　　　　顺运内八卦

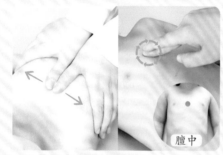
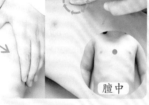
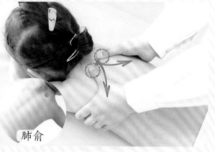

推揉膻中　　　　　　　　　　推揉肺俞

【分型操作】

(1) 发作期

①寒喘

基础方中清补肺经以清为主，加揉外劳宫 1~3 分钟、推三关 1~3 分钟

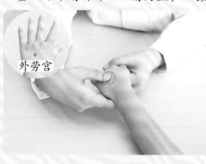
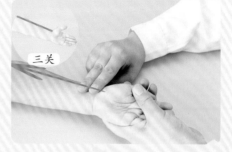

揉外劳宫　　　　　　　　　　推三关

②热喘

基础方中清补肺经以清为主，加揉掌小横纹 1~3 分钟、清天河水 1~3 分钟

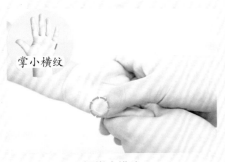

揉掌小横纹

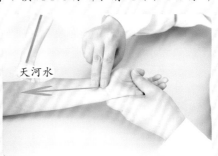

清天河水

(2) 缓解期

①阳气不足

基础方中清补肺经以补为主，加揉足三里 1~3 分钟、层按（提法）关元 3~5 分钟、捏脊 3~5 遍

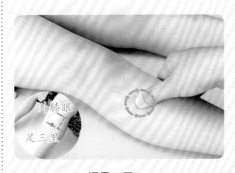

揉足三里

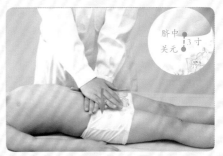

层按关元

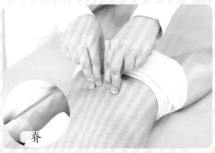

捏脊

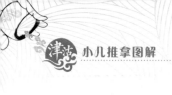
②肺肾阴虚

基础方中清补肺经以补为主，加揉二人上马 1~3 分钟、补肾经 1~3 分钟

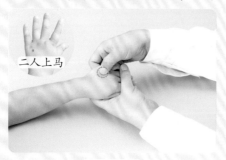

揉二人上马

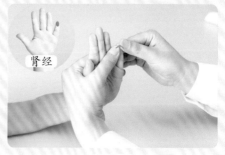

补肾经

专家提示

　　小儿哮喘发作时，要多卧床休息，注意保暖，避免受凉；治疗期间饮食需清淡、易消化，忌生冷油腻，室内空间须空气流通，时刻关注病情变化；缓解期，应适当增加锻炼，增强体质，提高免疫力。

5.咳嗽

咳嗽是小儿肺系病证中的一种常见证候，如感冒、肺炎等疾病均可引起，是呼吸道自我保护性的动作。本证候一年四季均可发生，尤以冬季多见。

【临床表现】

咳嗽发生的原因，包括外感咳嗽和内伤咳嗽。外感咳嗽主要由外感风寒、风热导致。内伤咳嗽多由于小儿平素体虚，或者外感咳嗽久治不愈导致肺阴虚损。

(1) 外感咳嗽

①风寒咳嗽

冬季多发，恶寒重，发热轻，无汗，鼻塞，流清涕，痰白质稀。

②风热咳嗽

恶寒轻，发热重，微汗出，发热口渴，咽喉疼痛，鼻流黄涕，痰黄质稠。

(2) 内伤咳嗽

①久咳气虚

咳嗽无力，气短懒言，倦怠乏力。

②阴虚燥咳

无痰或少痰，久咳不止，手足心热，口渴咽干。

③痰湿咳嗽

咳嗽痰多，质稀色白，胸闷，身倦乏力。

【基础操作】

清补肺经 1~3 分钟、顺运内八卦 1~3 分钟、推揉膻中 1~3 分钟、推揉肺俞 1~3 分钟

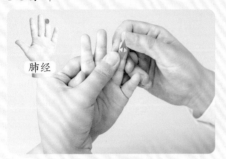

清补肺经

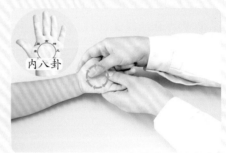

顺运内八卦

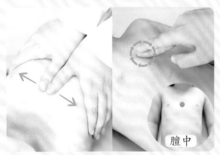

推揉膻中

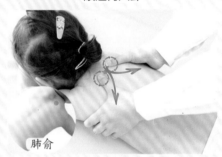

推揉肺俞

【分型操作】

·(··1··)·外感咳嗽·

① 风寒咳嗽

基础方中清补肺经以清为主，加推坎宫 1~2 分钟、揉太阳 1~2 分钟、揉外劳宫 1~3 分钟

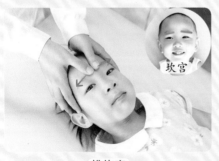

推坎宫

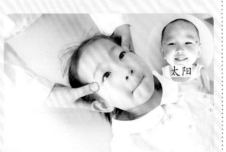

揉太阳

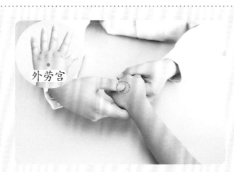

揉外劳宫

②风热咳嗽

基础方中清补肺经以清为主，加推坎宫 1~2 分钟、揉太阳 1~2 分钟、清天河水 1~3 分钟

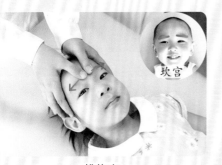

推坎宫

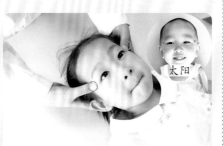

揉太阳

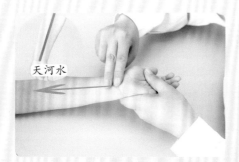

清天河水

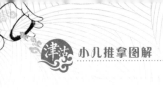
(.2.).内伤咳嗽

① 久咳气虚

基础方中清补肺经以补为主，加补脾经 1~3 分钟、摩关元 1~3 分钟

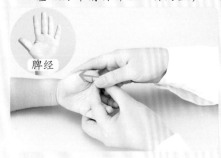

脾经

补脾经

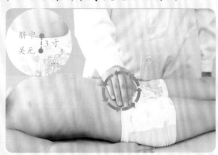

脐中
关元 3寸

摩关元

② 阴虚燥咳

基础方中清补肺经以补为主，加补肾经 1~3 分钟、揉二人上马 1~3 分钟

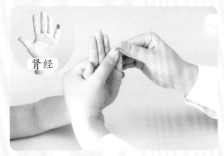

肾经

补肾经

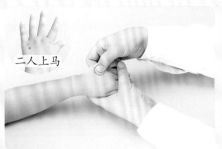

二人上马

揉二人上马

③ 痰湿咳嗽

基础方中清补肺经以清为主，加补脾经 1~3 分钟、揉乳根乳旁 1~2 分钟、揉丰隆 1~3 分钟

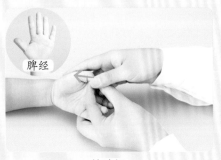

脾经

补脾经

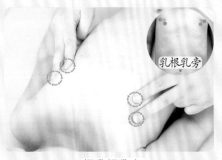

乳根乳旁

揉乳根乳旁

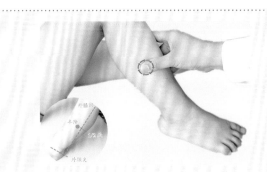

揉丰隆

专家提示

　　咳嗽是人体的一种保护性反射动作，不要见咳止咳，而应当兼顾治本，即化痰。只有痰尽，咳嗽才能止。有时痰咳不出或小儿不会吐痰，但痰却是肯定存在的，不能忽略化痰。基础方中的运内八卦、推揉膻中、推揉肺俞皆有化痰之力。

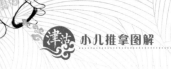
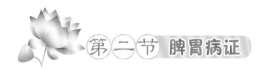

1. 呕吐

呕吐是因胃失和降，气逆于上，以致乳食由胃中上逆经口而出的一种常见病证。较小婴儿从口角流出奶汁称为"溢乳"。本证发生无年龄和季节的限制，而以婴幼儿和夏季易于发生。

【临床表现】小儿呕吐，寒热虚实皆有。发生的原因一般为乳食伤胃、胃中积热、脾胃虚寒、跌仆受惊等，临床表现也有所差别。

(1) 积滞呕吐

食滞积在脘腹，呕吐酸水或苦水，吐后觉得舒服，不想吃乳食，脘腹或胁肋胀痛。

(2) 胃热呕吐

吐出物为刚进食的食物，吐物酸腐，色如胆汁，心烦口渴，大便臭秽或见秘结，小便短黄，唇红，舌苔黄。

(3) 胃寒呕吐

有饮冷受惊史，突然呕吐，呕吐物冷清，胃脘冷痛，腹部喜热，或伴喷嚏流涕。

(4) 胃虚呕吐

呕吐反复发生，病程长，呕吐物清稀，面白神倦，四肢欠温，腹痛隐隐，遇温热觉得舒服，大便稀溏。

(5) 夹惊呕吐

受惊后呕吐暴作，频吐清涎，夜眠多惊，神态紧张，睡卧不安，鼻根发青。

【基础操作】

逆运内八卦 1~3 分钟、揉板门 1~3 分钟、推天柱骨 1~3 分钟、皮部推按（足阳明胃经腹部段）1~3 分钟

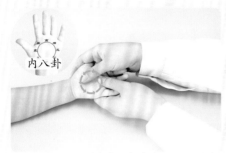

逆运内八卦

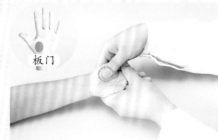

揉板门

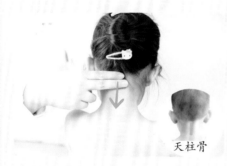

推天柱骨

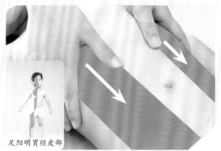

皮部推按

【分型操作】

(··1··) 积滞呕吐

加清大肠 1~3 分钟、掐四横纹 1~3 分钟、分腹阴阳 1~2 分钟

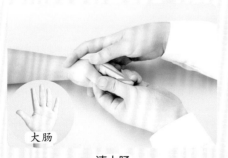

清大肠

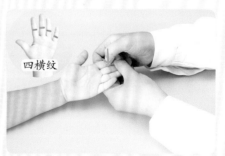

掐四横纹

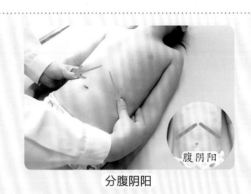

分腹阴阳

(2) 胃热呕吐

加清天河水 1~3 分钟、清胃经 1~3 分钟、退六腑 3~4 分钟

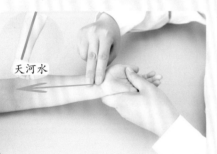

清天河水

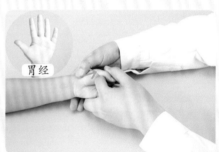

清胃经

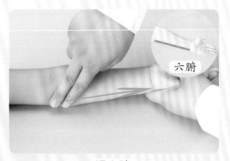

退六腑

(.3.).胃寒呕吐

加揉外劳宫 1~3 分钟、推三关 1~3 分钟、揉一窝风 1~3 分钟、摩关元 1~3 分钟

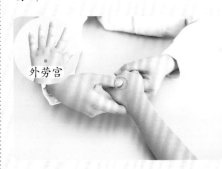

揉外劳宫　　　　　　　　　　推三关

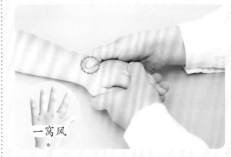

揉一窝风

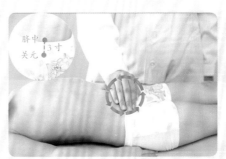

摩关元

(.4.).胃虚呕吐

加补脾经 1~3 分钟、捏脊 3~5 遍、揉足三里 1~3 分钟、层按（提法）中脘 3~5 分钟

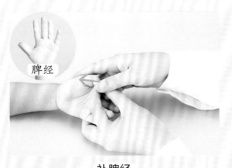

补脾经

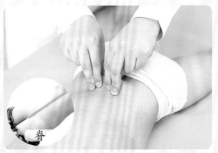

捏脊

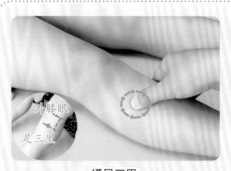

揉足三里

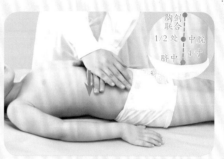

层按中脘

(·5·)·夹惊呕吐

加分阴阳 1~3 分钟、揉小天心 1~3 分钟、掐五指节 3~5 次

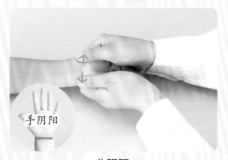

分阴阳

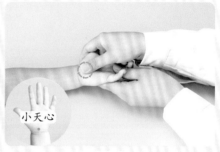

揉小天心

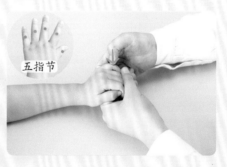

掐五指节

专家提示

　　施用手法半小时后，小儿可逐渐进食易消化食物。平时要注意保证孩子大便通畅。咳嗽引起的呕吐需要积极止咳，咳嗽止住了呕吐自然易缓解。

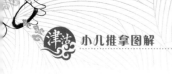

2. 厌食

厌食是小儿时期的一种常见病证，临床以较长时期厌恶进食、食量减少为特征。本病可发生于任何季节，但夏季暑湿当令之时，可使症状加重。各年龄儿童均可发病，以1~6岁为多见。长期不愈者气血生化乏源，抗病能力下降，影响生长发育而易患其他病证。

【临床表现】厌食产生的原因一般为喂养不当，其他病伤及脾，或先天禀赋不足，情志失调等，临床表现也有所差别。

(1) 食滞胃脘

有暴饮暴食史，食积后食量突然减少，嗳气泛恶，口臭，脘腹饱胀或疼痛拒按，大便臭秽。

(2) 脾胃气虚

长期不思进食，形体消瘦，面色缺少光泽，精神疲惫，便溏或粪便中夹有大量未消化食物。

(3) 胃阴不足

口燥咽干，喝水多，手足心热，皮肤干燥，烦躁好动，夜卧不安，大便干，小便短少。

(4) 肝气犯胃

闷闷不乐，拒绝进食，进食量受情志影响，恶心呕吐，腹胀腹痛，舌淡苔薄。

【基础操作】

补脾经 1~3 分钟、推四横纹 1~3 分钟、揉板门 1~3 分钟、清胃经 1~3 分钟、捏脊 3~5 遍

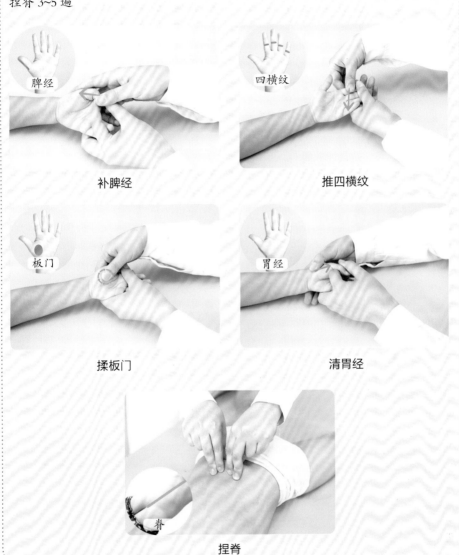

补脾经

推四横纹

揉板门

清胃经

捏脊

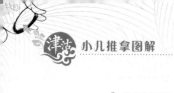

【分型操作】

(·1·) 食滞胃脘

加顺运内八卦 1~3 分钟、清大肠 1~3 分钟、运腹 1~2 分钟

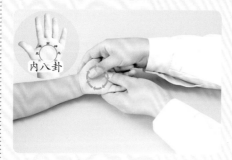

顺运内八卦

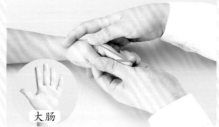

清大肠

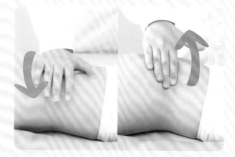

运腹

(·2·) 脾胃气虚

加揉足三里 1~3 分钟、层按（提法）中脘 3~5 分钟

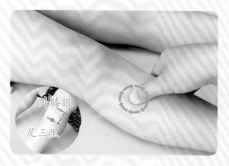

揉足三里

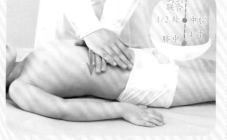

层按中脘

(3) 胃阴不足

加揉二人上马 1~3 分钟、补胃经 1~3 分钟、旋揉中脘 1~2 分钟

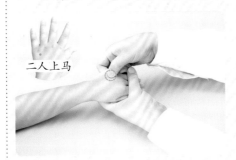

揉二人上马

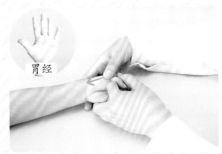

补胃经

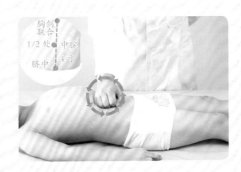

旋揉中脘

(4) 肝气犯胃

加清肝经 1~3 分钟、皮部推按（足厥阴肝经腹部段）1~3 分钟、运腹 1~2 分钟

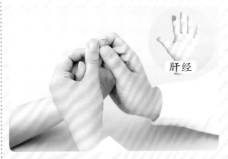

清肝经

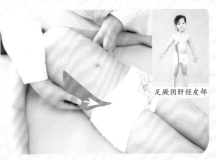

皮部推按

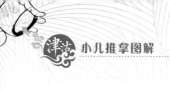

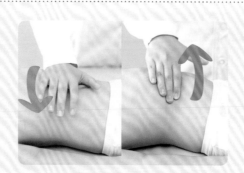

运腹

专家提示

　　家长可先从孩子喜欢的食物着手，帮助开胃，再逐步按照正确的喂养方法，根据不同年龄给予不同营养食品，鼓励孩子多食蔬菜和粗粮，做到"乳贵有时，食贵有节"。

3. 腹泻

腹泻是因感受外邪，或内伤乳食，或脾胃虚弱而引起的一种常见的脾胃疾病，以大便次数增多、便下稀薄甚如水样为主要临床特征。多发于 3 岁以下的小儿，尤以 1 岁以下最为常见，年龄愈小发病率愈高。本病一年四季均可发生，但以夏秋季节较多。

【临床表现】 根据病因及症状，腹泻可分为寒湿泻、湿热泻、伤食泻、脾虚泻四种证型。

(1) 寒湿泻

大便清稀多泡沫，色淡不臭，肠鸣腹痛，面色淡白，口不渴，小便清长。

(2) 湿热泻

腹痛即泻，暴注下迫，粪色黄褐热臭，或见少许黏液，身热，烦躁口渴，小便短赤，肛门灼热而痛。

(3) 伤食泻

腹痛腹胀，泻前哭闹，泻后痛减，大便量多、味酸臭，口臭，不思饮食，或伴呕吐酸馊。

(4) 脾虚泻

大便溏薄，便中带有未消化食物，食后即泻，色淡不臭，时轻时重，面色萎黄，肌肉消瘦，神倦乏力。

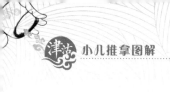

【基础操作】

　　补脾经 1~3 分钟、清补大肠 1~3 分钟、逆时针旋揉下脘 1~2 分钟、揉龟尾 1~3 分钟

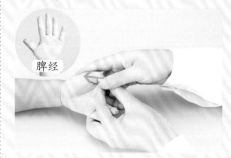

补脾经　　　　　　　　　　　清补大肠

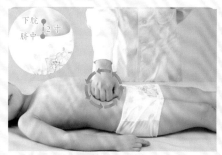

逆时针旋揉下脘

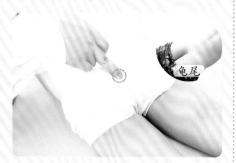

揉龟尾

【分型操作】

(.1.) 寒湿泻

　　基础方中清补大肠以清为主，加推三关 1~3 分钟、推下七节骨 1~3 分钟

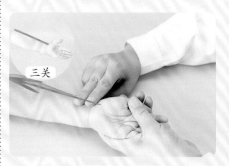

推三关

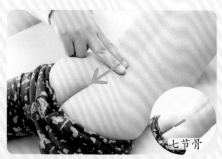

推下七节骨

(.2.).湿热泻

基础方中清补大肠以清为主，加退六腑 3~4 分钟、推下七节骨 1~3 分钟

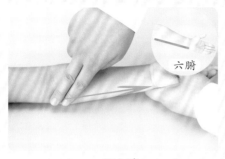

退六腑

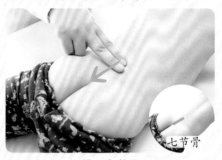

推下七节骨

(3).伤食泻

基础方中清补大肠以清为主，加分腹阴阳 1~2 分钟、推下七节骨 1~3 分钟

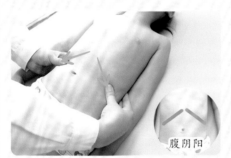

分腹阴阳

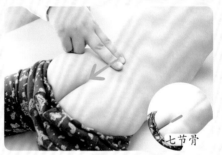

推下七节骨

(.4.).脾虚泻

基础方中清补大肠以补为主，加揉足三里 1~3 分钟、捏脊 3~5 遍、推上七节骨 1~3 分钟

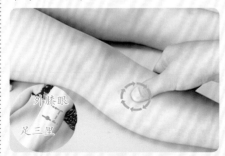

揉足三里

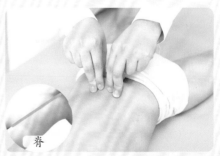

捏脊

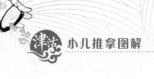
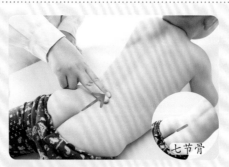
推上七节骨

专家提示

　　急性腹泻容易导致水电解质紊乱，小儿容易脱水，因此除小儿推拿外，应密切观察小儿皮肤、口唇。若皮肤弹性较差、口唇干，应当配合输液。同时，腹泻期间，应适当控制饮食，以易消化、清淡食物为主，注意保证饮水。

4. 便秘

便秘是因饮食不节或久病体虚而引起的一种常见的脾胃疾病，以大便秘结不通，或排便时间过长，努挣难下，或虽有便意而排出困难为主要临床特征。便秘是儿科临床常见的症状，可单独出现，亦可继发于其他疾病过程中。

【临床表现】根据病因及症状，便秘可分为实秘和虚秘两类。

(1).实秘

大便干结如羊屎状，排出困难，伴有腹部胀满，面赤身热，口干唇燥，口臭，纳食减少，小便黄少。

(2).虚秘

大便并不干硬，但排便乏力，面唇色白，指爪无华，形瘦气怯，腹中冷痛，喜热恶寒，四肢不温，小便清长。

【基础操作】

清大肠 1~3 分钟、拿肚角 3~5 次、顺时针旋揉下脘 1~2 分钟、推下七节骨 1~3 分钟

大肠

清大肠

肚角

拿肚角

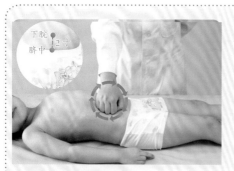

顺时针旋揉下脘

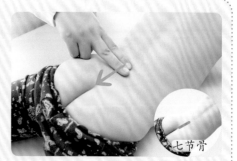

推下七节骨

【分型操作】

(.1.) 实秘

加退六腑 3~4 分钟、揉天枢 1~2 分钟、运腹 1~2 分钟

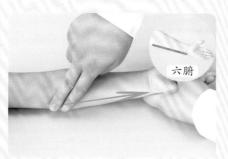

退六腑

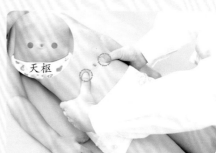

揉天枢

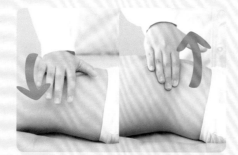

运腹

(.2.).虚秘

加补脾经 1~3 分钟、推三关 1~3 分钟、层按（提法）中脘 3~5 分钟、揉足三里 1~3 分钟

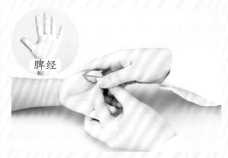

补脾经

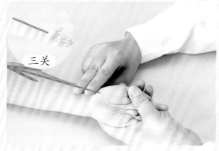

推三关

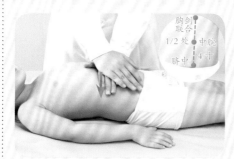

层按中脘

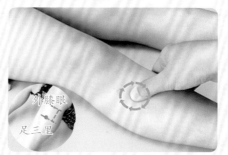

揉足三里

专家提示

排便是反射性运动，需训练小儿的按时排便习惯，同时饮食注意粗纤维食物的摄取，以及适量饮水。

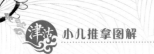
5. 腹痛

腹痛是感受寒邪，或乳食积滞，或虫积，或脾胃虚寒而引起的一种常见的脾胃疾病，是儿科临床常见的症状，可单独出现，亦可继发于其他疾病过程中。

【临床表现】小儿腹痛的发病原因较多，临床表现也各有不同。

(1) 寒痛

腹部拘急疼痛，阵阵发作，常于受凉或饮食生冷后发生，痛处喜暖，得温则舒，遇寒痛加。

(2) 伤食痛

脘腹胀满、疼痛拒按和不思乳食，伴嗳腐吞酸，或腹痛欲泻，泻后痛减，或时有呕吐，吐物酸馊，粪便秽臭，夜卧不安，时时啼哭。

(3) 虚寒腹痛

起病缓慢，腹痛绵绵，喜按喜温，反复发作，面色少华，精神倦怠，手足清冷，乳食减少，大便稀溏。

【基础操作】

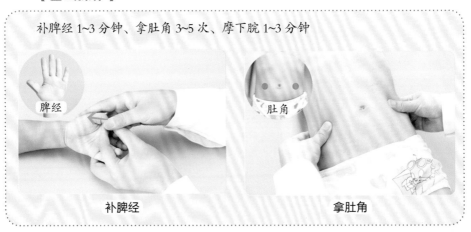

补脾经 1~3 分钟、拿肚角 3~5 次、摩下脘 1~3 分钟

脾经

补脾经

肚角

拿肚角

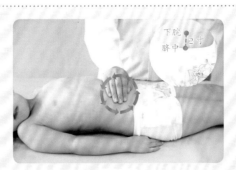

摩下脘

【分型操作】

(.1.) 寒痛

加揉一窝风 1~3 分钟、揉外劳宫 1~3 分钟、推三关 1~3 分钟、摩关元
1~3 分钟

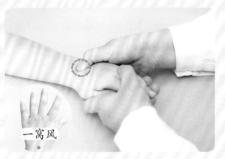

揉一窝风

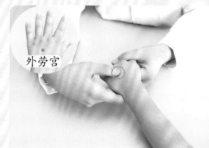

揉外劳宫

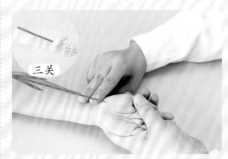

推三关

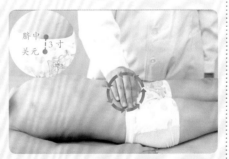

摩关元

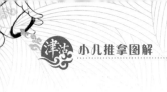
（.2.）.伤食痛

加清大肠 1~3 分钟、揉板门 1~3 分钟、推四横纹 1~3 分钟

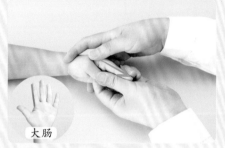

清大肠

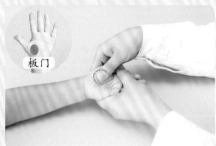

揉板门

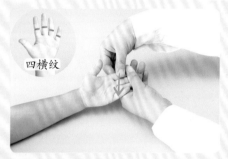

推四横纹

（.3.）.虚寒腹痛

加揉外劳宫 1~3 分钟、推三关 1~3 分钟、揉足三里 1~3 分钟、层按（提法）关元 3~5 分钟

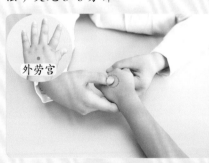

揉外劳宫

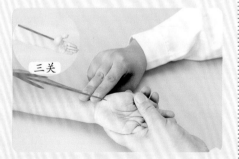

推三关

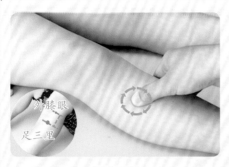

揉足三里

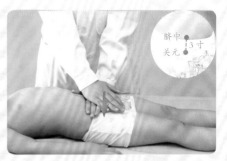

层按关元

专家提示

　　日常应注意勿食生冷，注意气候变化，防止感受外邪，避免腹部受凉，餐后避免剧烈运动。对于急腹症（腹部疼痛剧烈，拒按）要及时去医院就诊，必要时采取外科治疗。对于肠道寄生虫导致的腹痛，可以采用小儿推拿缓解，但必须配合驱虫药物治疗。

6. 湿疹

湿疹是小儿常见的过敏性炎症性皮肤病，在一年四季和身体的任何部位均可发生。湿疹皮损好发于颜面，多自两颊开始，逐渐至额部、眉间、头皮，反复发作。严重者可延及颈部、肩胛部，甚至遍及全身。主要是由于先天禀赋不足、饮食不节或湿热侵袭等原因导致。

【临床表现】主要通过皮损的色泽进行辨证，湿热者多见色鲜红；脾虚者多见皮损暗红。具体临床表现如下。

(1) 湿热浸淫

皮损色红，水湿或脓液渗出，瘙痒难忍，皮肤灼热，口渴，大便干，小便黄赤，舌红苔黄。

(2) 脾虚湿盛

皮损暗红，渗液多，伴腹胀，大便清稀，纳差，舌淡苔腻。

【基础操作】

清肺经 1~3 分钟、清心经 1~3 分钟、补脾经 1~3 分钟、清大肠 1~3 分钟、清小肠 1~3 分钟

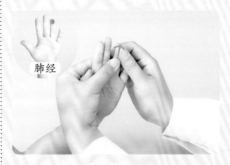

肺经

清肺经

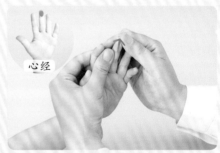

心经

清心经

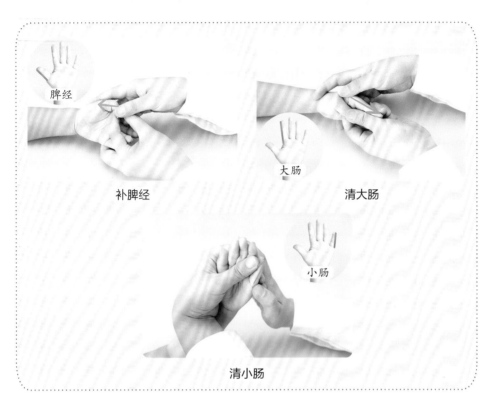

补脾经

清大肠

清小肠

【分型操作】

(1) 湿热浸淫

加清天河水 1~3 分钟、拿风池 1~2 分钟

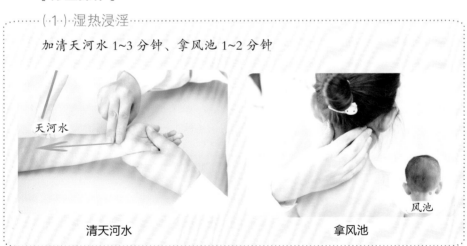

清天河水

拿风池

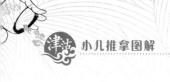
（2）脾虚湿盛

加推三关1~2分钟、捏脊3~5遍、层按（补法）下脘1~2分钟

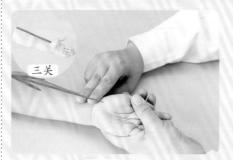

推三关

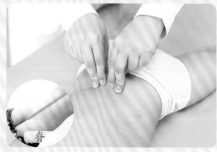

捏脊

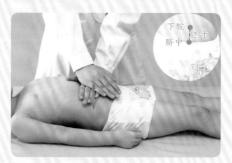

层按下脘

专家提示

中医认为，本病多因怀孕时多食辛辣、鱼腥等发物，或者情志内伤、肝火内动，遗热于儿所致，或者生后喂乳失当、饮食不节、脾胃薄弱、过食肥甘致脾失健运、湿热内生而发生。所以，孕妇要做到饮食有节，起居有常，情志安定，方可防病。

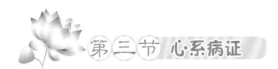

第三节 心系病证

1. 夜啼

夜啼是指小儿经常不明原因夜间烦躁、反复啼哭，间歇发作或持续不已，甚至整夜如此，但白天却如常态的一种病证，俗称"夜哭郎"。多见于新生儿及 6 个月以内的婴幼儿。本病相当于现代医学的婴幼儿睡眠障碍疾病。

【临床表现】本病多由脾寒、心热、惊恐等原因引起。

(1) 脾寒

哭闹下半夜更甚，哭声低弱，面色青白，四肢欠温，食少便溏，小便清。

(2) 心热

哭声响亮，见灯火则啼哭更甚，烦躁不安，面赤唇红，小便黄，或便秘，舌尖红。

(3) 惊恐

夜间突然啼哭，或睡梦中惊惕不稳，神情不安，唇与面色乍青乍白，喜怀抱的安全感。

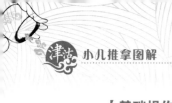
【基础操作】

清心经 1~3 分钟、清肝经 1~3 分钟、分阴阳 1~3 分钟

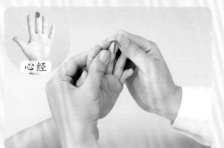

清心经

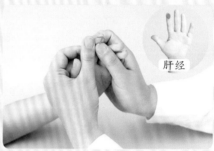

清肝经

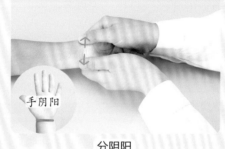

分阴阳

【分型操作】

(.1.) 脾寒

加补脾经 1~3 分钟、揉外劳宫 1~3 分钟、摩关元 1~3 分钟

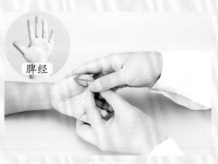

补脾经

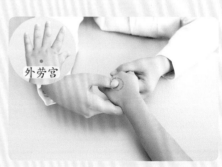

揉外劳宫

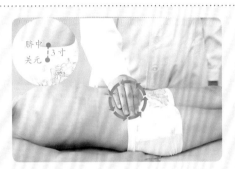

摩关元

(.2.).心热

加清小肠 1~3 分钟、清天河水 1~3 分钟、揉内劳宫 1~3 分钟

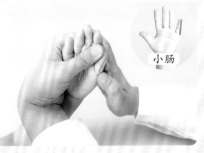

清小肠

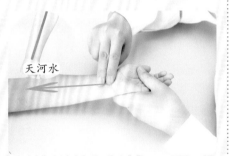

清天河水

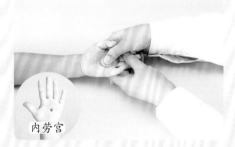

揉内劳宫

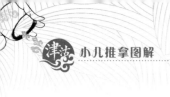
(·3·) 惊恐

加掐五指节 3~5 次、揉小天心 1~3 分钟

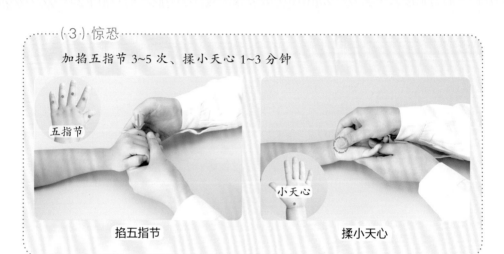

五指节

掐五指节

小天心

揉小天心

专家提示

　　平时家长需注意：①保持卧室安静，晚上定时关灯，养成良好的睡眠习惯，调节室温，避免受凉。②孕妇和哺乳期的妈妈应保持心情舒畅，避免受惊吓，不吃辛辣、寒凉食物。③脾寒的宝宝要注意保暖，心热证环境不宜过暖，惊恐证要保持环境安静。

2. 汗证

汗证是指安静状态下小儿全身或局部无故汗出过多。多见于 5 岁以下小儿，以春夏季节常见。传统分为自汗和盗汗，但小儿多同时兼有，故不必细分。

【临床表现】 汗证为阴阳失调，但由于导致多汗的病因不同，临床表现也有所差别。

(1).邪热迫蒸

头汗和手心汗为主。身热，口臭，小便黄少，大便臭秽。

(2).肺卫不固

自汗（白天活动后出汗多）为主，常伴盗汗。上半身汗出，活动后加重，反复感冒，神疲乏力，面色少华。

(3).气阴两虚

盗汗（夜间出汗）为主，常伴自汗。汗出较多，形体消瘦，夜啼，或低热，口干，手足心热，哭声无力。

【基础操作】

清心经 1~3 分钟、清补肺经 1~3 分钟、揉肾顶 1~3 分钟、分阴阳 1~3 分钟

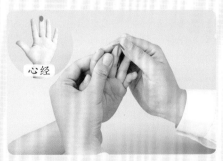

清心经

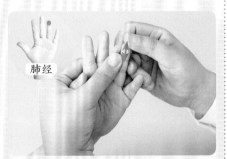

清补肺经

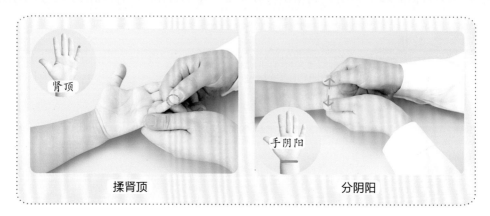

揉肾顶　　　　　　　　　　　分阴阳

【分型操作】

(.1.) 邪热迫蒸

基础方清补肺经以清为主，加退六腑 3~4 分钟、清天河水 1~3 分钟

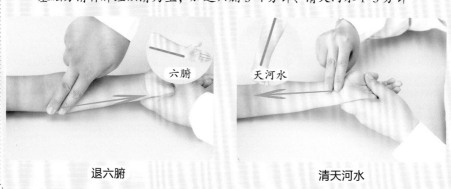

退六腑　　　　　　　　　　　清天河水

(.2.) 肺卫不固

基础方清补肺经以补为主，加补脾经 1~3 分钟、揉肺俞 1~3 分钟

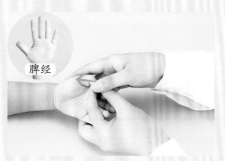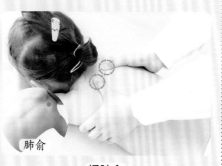

补脾经　　　　　　　　　　　揉肺俞

(·3·) 气阴两虚

基础方清补肺经以补为主，加补肾经 1~3 分钟、揉二人上马 1~3 分钟

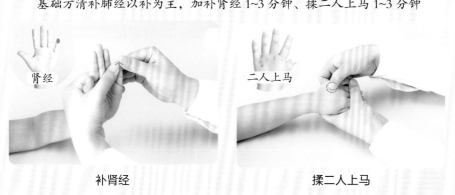

补肾经 　　　　　　　　　揉二人上马

专家提示

　　孩子出汗期间，应避风寒，及时擦干。如汗出太多，应及时饮水补液。平素加强锻炼，少食肥甘厚味。早晚各饮一杯水果汁，因其富含维生素，对止汗补液有益。

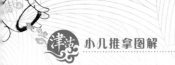

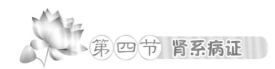

1. 遗尿

遗尿又称尿床，是3周岁以上的小儿在睡眠中不知不觉小便自遗，醒后方觉的一种病证，多见于10岁以下儿童。3岁以下婴幼儿形体发育未全，尚未养成排尿习惯而尿床者，或学龄儿童因白天玩耍过度、睡前多饮等原因偶发遗尿者，不属病理现象。

【临床表现】3岁以上的小儿，夜间不能自主控制排尿，经常尿床，每夜尿床或一夜数次。根据发病原因的不同，其临床表现又有所差别。

(1) 肾气不足

睡眠中经常尿床，甚至一夜数次，小便清长，四肢不温，怕冷，面色苍白。

(2) 肺脾气虚

睡中尿床，伴白天尿量频多，易感冒，出汗，食欲不振，大便稀溏，乏力，面色萎黄。

(3) 心肾不交

梦中遗尿，睡眠中烦躁不安，时有叫嚷，白天喜欢多动，或手足心热，形体消瘦。

(4) 肝经湿热

睡中遗尿，量少色黄，多梦，性情急躁，口渴喜饮，面唇红赤，大便干结。

【基础操作】

　　补肾经 1~3 分钟、揉百会 1~3 分钟、摩关元 1~3 分钟、皮部推按（足少阴肾经腹部段）1~3 分钟

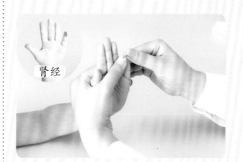

补肾经

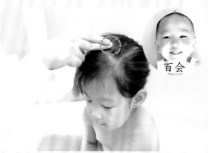

揉百会

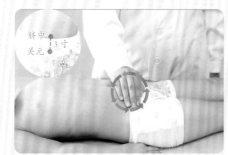

摩关元

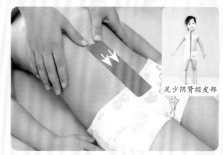

推按足少阴肾经

【分型操作】

(·1·) 肾气不足

　　加揉二人上马 1~3 分钟、揉肾俞 1~3 分钟、层按（提法）下脘 3~5 分钟

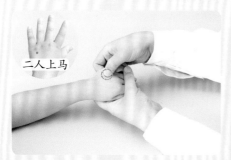

揉二人上马

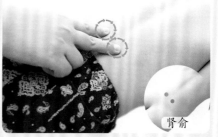

揉肾俞

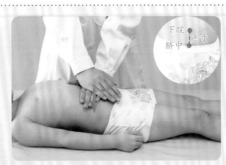

层按下脘

(.2.).肺脾气虚

加补脾经 1~3 分钟、补肺经 1~3 分钟、揉肺俞 1~3 分钟

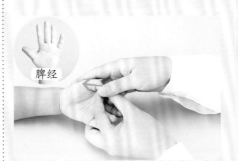

补脾经

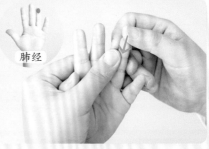

补肺经

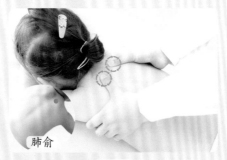

揉肺俞

(3.) 心肾不交

加清心经 1~3 分钟、揉二人上马 1~3 分钟、摩关元 1~3 分钟

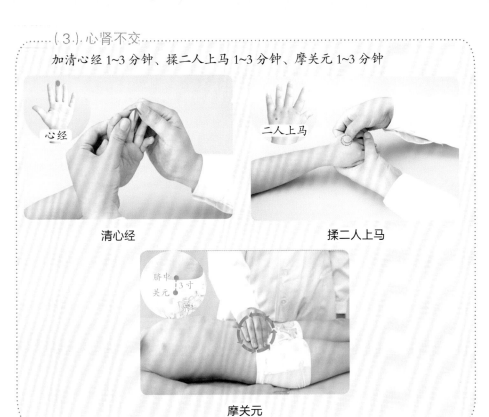

清心经　　　　　　　　　　　揉二人上马

摩关元

(4.) 肝经湿热

加清肝经 1~3 分钟、清天河水 1~3 分钟、清小肠 1~3 分钟

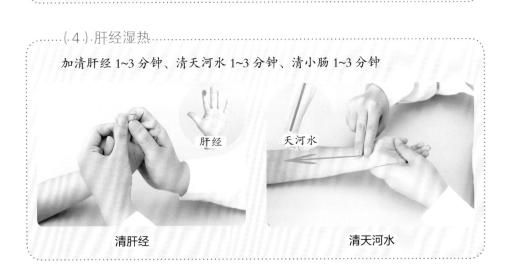

清肝经　　　　　　　　　　　清天河水

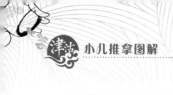

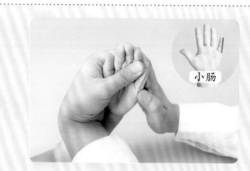

小肠

清小肠

专 家 提 示

　　家长发现孩子遗尿后，不要过度训斥，以减轻孩子紧张情绪。应注意孩子白天午睡，不宜使其过度疲劳，平时少吃流质类食物。睡前两小时最好不要饮水，入睡后家长应定时叫醒孩子排尿，使孩子养成按时排尿的习惯。

2. 尿频

尿频是以小便次数增多、尿急为特征的一种疾病。婴幼儿发病率较高，女孩多于男孩，最常见于尿路感染和白天尿频综合征。婴儿时期因脏腑功能尚不完善，小便次数稍多者，不属病态。

【临床表现】尿频有虚实。实证起病较急，小便频数，淋漓涩痛，或伴发热、腰痛等；虚证小便频数，每日达数十次，甚至数分钟一次，淋漓不尽，尿时无痛感，入睡后尿量无异常。根据病因及寒热虚实的不同，临床表现有所差别。

(1) 湿热下注

小便频数，短少色黄或浑浊，灼热疼痛感，小腹坠胀，哭闹不安，可伴发热、烦躁口渴。

(2) 脾肾气虚

尿频病程日久，点滴不尽，尿液清冷，手足不温，食欲不振，大便稀溏，面色萎黄。

(3) 阴虚内热

尿频病程日久，小便量少色黄，低热，手足心热，夜间盗汗，颧红烦躁，咽干口渴。

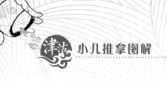

【基础操作】

补肾经 1~3 分钟、补脾经 1~3 分钟、清心经 1~3 分钟、皮部推按（足少阴肾经腹部段）1~3 分钟

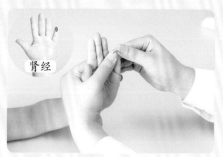

补肾经

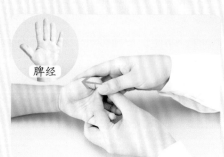

补脾经

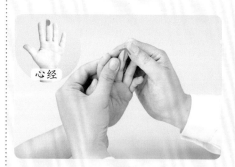

清心经

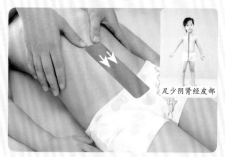

推按足少阴肾经

【分型操作】

（1）湿热下注

加退六腑 3~4 分钟、清天河水 1~3 分钟、清小肠 1~3 分钟

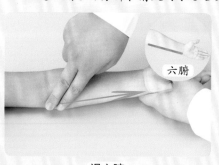

退六腑

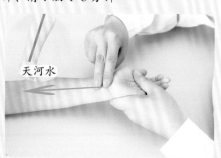

清天河水

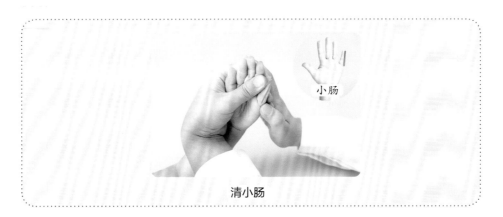

清小肠

(2) 脾肾气虚

加推三关 1~3 分钟、摩关元 1~3 分钟、捏脊 3~5 遍

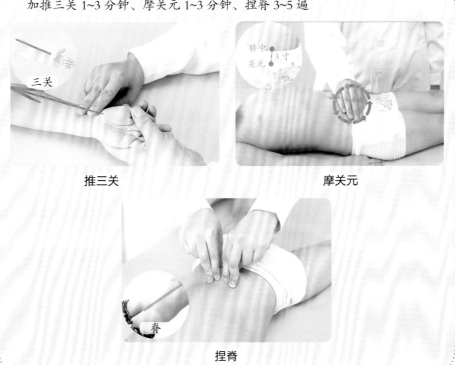

推三关　　　　　摩关元

捏脊

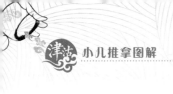
（3）阴虚内热

加揉二人上马 1~3 分钟、清天河水 1~3 分钟、揉涌泉 1~3 分钟

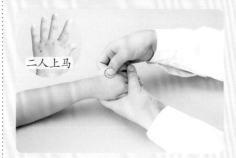

揉二人上马

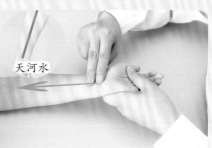

清天河水

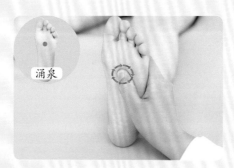

揉涌泉

专家提示

　　注意孩子卫生，勤换尿布、勤换内裤，防止外阴部感染，尽量不穿开裆裤，不让孩子坐地玩耍，注意饮食，适当增加营养，加强锻炼，鼓励孩子延长排尿间隔时间。若属于湿热下注证型，尿常规检查发现存在感染，可辅以药物治疗。

第六章

小儿保健
手法治未病

中医历来重视保健，讲究"治未病"。早在先秦时期《黄帝内经》中就提出"不治已病治未病，不治已乱治未乱"，强调要未病养生，防病于先。目前生活水平不断提高，大家对养生保健也越来越重视，尤其是小儿，家长们都不希望孩子生病。而小儿推拿无痛苦，无药物毒性，简单易操作，具有补而不滞，泻而不伤的特点，是孩子防病保健最好的选择。下面就为大家介绍几种小儿保健手法。

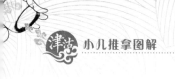

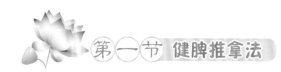
第一节 健脾推拿法

【作用】健脾和胃。适用于身体健康，但吃饭不香，偶有腹胀、便秘或泄泻的孩子。

【操作】补脾经3分钟、摩关元3分钟、旋揉中脘2分钟、捏脊5次。

【频次】一周两次。

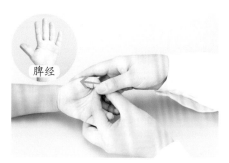

补脾经

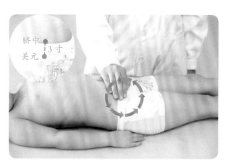

摩关元

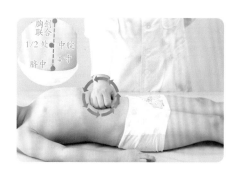

旋揉中脘

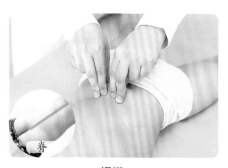

捏脊

第二节 益肺推拿法

【作用】益肺固表。适用于身体健康，但易患感冒、皮肤过敏的孩子。

【操作】补肺经3分钟、补脾经3分钟、捏脊5次、揉肺俞3分钟、皮部推按（手太阴肺经）。

【频次】一周两次。

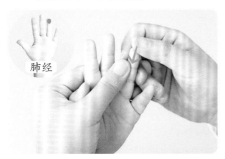

补肺经

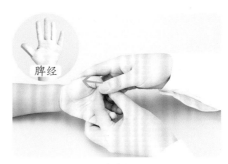

补脾经

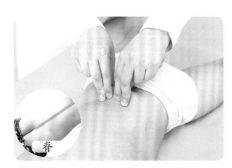

捏脊

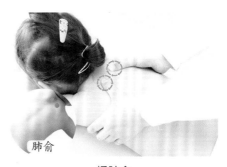

揉肺俞

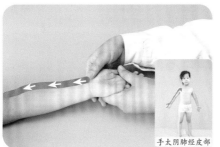

推按手太阴肺经

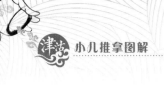

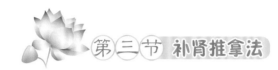

第三节 补肾推拿法

【作用】补肾助长。适用于身体健康，但夜间汗多、生长发育稍迟缓的孩子。

【操作】补肾经 3 分钟、补脾经 3 分钟、揉二人上马 3 分钟、揉肾俞 3 分钟、皮部推按（足少阴肾经）。

【频次】一周三次，或隔天一次。

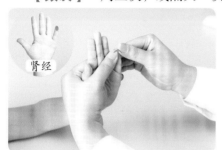

补肾经

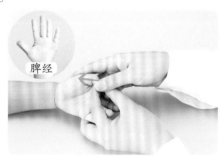

补脾经

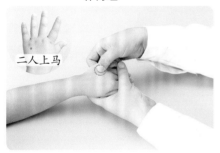

揉二人上马

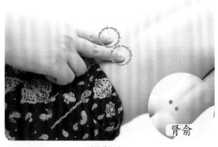

揉肾俞

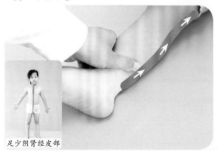

推按足少阴肾经

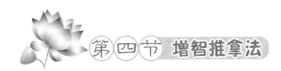

第四节 增智推拿法

【**作用**】益智聪明。适用于身体健康，但语言发育迟缓、社交障碍的孩子。

【**操作**】补肾经 3 分钟、揉二人上马 3 分钟、揉百会 2 分钟、捏脊 5 次。

【**频次**】一周三次，或隔天一次。

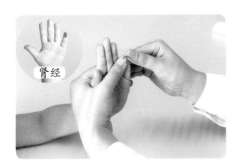

补肾经

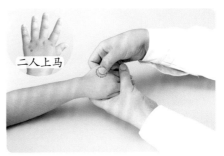

揉二人上马

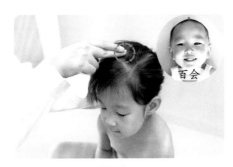

揉百会

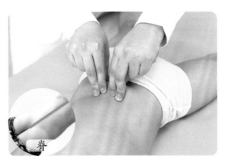

捏脊

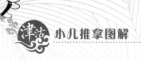

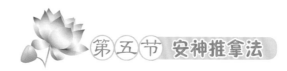

第五节 安神推拿法

【作用】安神宁心。适用于身体健康，但白天烦躁易怒、夜间睡眠不好的孩子。

【操作】清心经 3 分钟、清肝经 3 分钟、揉小天心 3 分钟、揉二人上马 3 分钟。

【频次】一周两次。

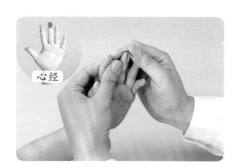

清心经

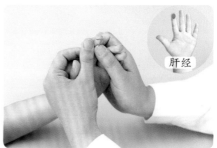

清肝经

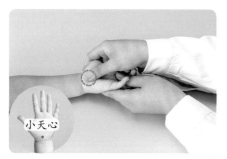

揉小天心

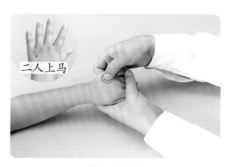

揉二人上马

第六节 明目推拿法

【**作用**】明目。适用于身体健康，但易视疲劳、目赤的孩子。

【**操作**】揉二人上马3分钟、揉小天心3分钟、揉太阳1分钟、推坎宫1分钟、揉四白1分钟。

【**频次**】一周三次，或隔天一次。

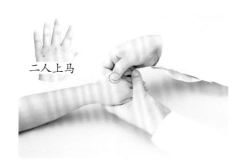

揉二人上马

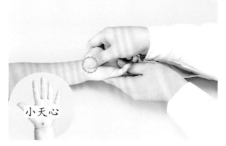

揉小天心

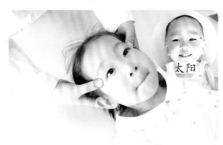

揉太阳

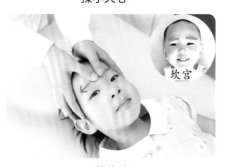

推坎宫

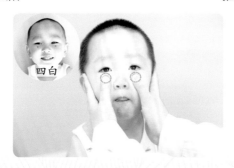

揉四白

关键词索引

A

安神推拿法 132

B

百会 32

板门 30

鼻塞 69

便秘 101

补法 27

补肾推拿法 130

C

层按法 46

冲脉 51

D

大肠 17

带脉 53

膻中 40

肚角 18

E

二人上马 27

二扇门 15

F

发热 72

肺经 13

肺俞 37

风池 35

丰隆 43

腹痛 104

腹泻 97

腹阴阳 41

G

肝经 12

感冒 66

关元 52

龟尾 39

H

汗法 15

汗证 115

和法 19

核心特定穴 11

黄蜂入洞 16

J

脊 36

肩井 36

建里 52

健脾推拿法 128

K

坎宫 33

咳嗽 81

L

六腑 23

M

明目推拿法 133

摩腹法 48

N

拿法 9

内八卦 25

内劳宫 24

尿频 123

捏法 10

捏脊 36

O

呕吐 86

P

脾经 12

Q

七节骨 38

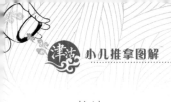
掐法　10

清法　23

R

任脉　52

揉法　9

乳根　40

乳旁　41

S

三关　20

上脘　52

肾顶　31

肾经　14

肾俞　38

湿疹　108

手厥阴心包经皮部　62

手少阳三焦经皮部　62

手少阴心经皮部　60

手太阳小肠经皮部　60

手太阴肺经皮部　58

手阳明大肠经皮部　58

手阴阳　19

四白　34

四横纹　26

T

太阳　33

天河水　24

天门　32

天枢　42

天柱骨　35

推法　8

推脊　36

W

外劳宫　22

胃经　28

温法　20

五经　12

五指节　30

X

下法　17

下脘　52

消法　25

小肠　28

小天心　29

哮喘　77

心经　13

旋揉法　47

Y

厌食　92

夜啼　111

一窝风　21

遗尿　118

益肺推拿法　129

迎香　34

涌泉　44

运法　11

运腹法　49

Z

增智推拿法　131

掌小横纹　31

中脘　52

足厥阴肝经皮部　63

足三里　43

足少阳胆经皮部　63

足少阴肾经皮部　61

足太阳膀胱经皮部　61

足太阴脾经皮部　59

足阳明胃经皮部　59